ウルトラ図解

オールカラー
家庭の医学

尿路結石症

再発させない予防・治療・生活処方

監修 松崎 純一
大口東総合病院　泌尿器科部長

法研

はじめに ～結石を除去して、再発を防ぐ～

尿路結石症は、泌尿器科外来でも最も頻度の高い病気の1つです。どんな人がなりやすいのかといえば、女性より男性に多く、30～50代に多く見られますが、若年者から高齢者まで幅広く罹患する可能性があります。また、肥満やメタボリックシンドロームの人は明らかに結石ができやすく、女性は更年期以降にリスクが高まることがわかっています。

尿路結石の症状として、よく知られているのは「疝痛《せんつう》発作」とよばれる激痛です。尿路結石の疝痛発作には、前ぶれとしてわかるほどの自覚症状は少なく、時と場所を選ばず突然襲ってきます。あまりの痛さに、救急搬送されるケースも少なくありません。

尿路結石も小さければ、基本的には薬物療法や生活改善で尿と一緒に自然排石されるのを待ちます。結石が大きい場合や、自然排石が期待できない場合は、手術によって結石を除去する治療を行います。以前は、開腹手術で結石を摘出するのが一般的でしたが、体を切開することなく、体外から衝撃波をあてて石を砕く体外衝撃波結石破砕術（ESWL）が普及してからは、開腹手術はほとんど行われなくなりました。ただ、ESWLは外来でも治療可能な負担の少ない治療法ですが、結石の破片が残ってしまうと再発しやすいというデメリットがあります。そこで近年は、内視鏡や関連機器の発達にともない、内視鏡手術が増えてきています。内視鏡手術は、その場で結石を体外に取り出すため、より確実性が高いとされています。

こうして結石が完全に除去されれば、尿路結石は完治したと安心できるのかといえば、そうではありません。尿路結石は、治療後に何の策も講じないと、実に半数以上の人が再発するとされています。尿路結石の治療では、結石の除去と同じくらい再発予防が重要なのです。定期的に通院して尿や尿路の状態をチェックすること、結石の種類に応じて食事療法や薬物療法を続けることに加え、肥満やその他の生活習慣病の予防・改善に努めることが、再発防止の要となります。

本書では、尿路結石症について、病気の概要、検査・診断、治療から、再発防止のための生活アドバイスまで、イラストとともにできるだけわかりやすく解説しています。尿路結石を経験した人はもちろん、尿路結石の危険因子をお持ちの人にも、病気の予防・管理に役立てていただければ幸いです。

令和2年8月

大口東総合病院 泌尿器科部長　松崎 純一

第1章
尿路結石症の基本知識

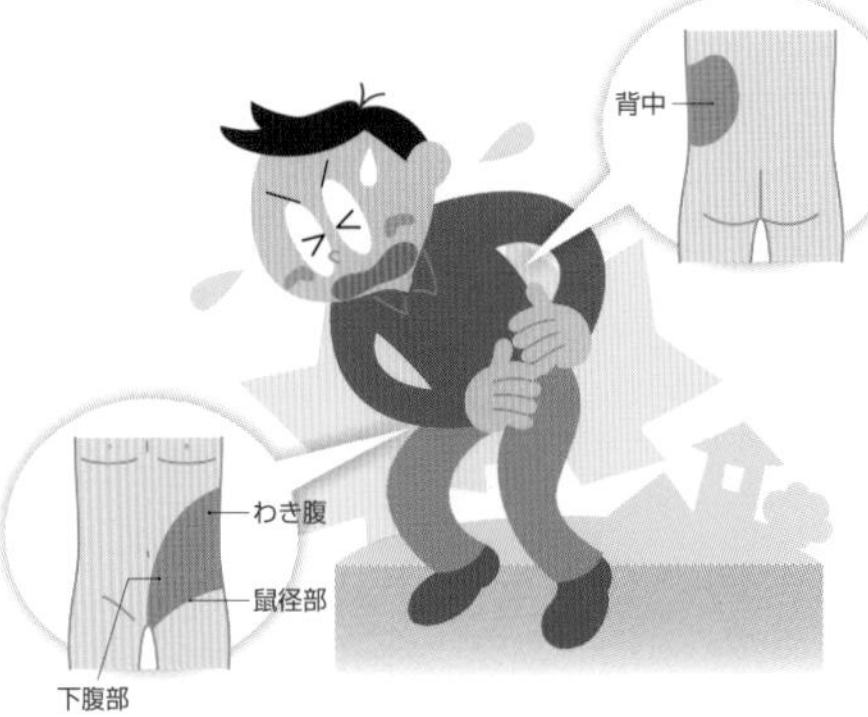

第2章
尿路結石症の検査と診断

第3章 尿路結石症の治療

第4章 日常の生活管理で再発を予防する

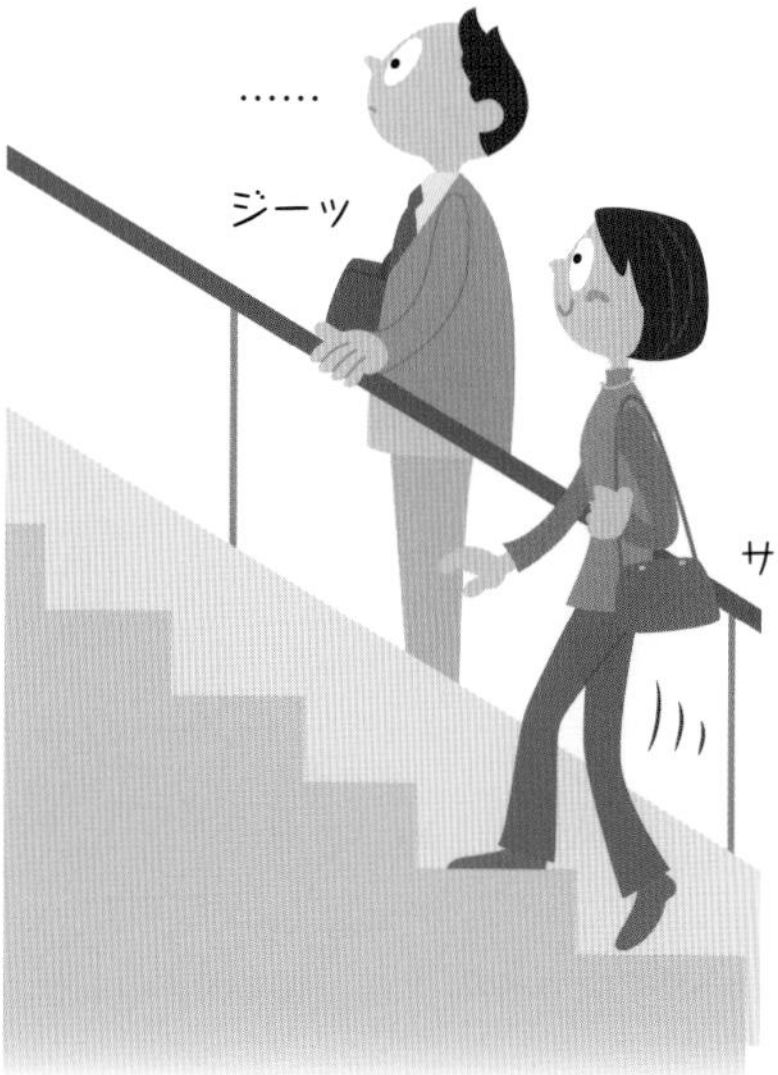

【装丁・本文デザイン】㈱イオック
【図解デザイン・イラスト】コミックスパイラる／㈱イオック
【編集協力】アーバンサンタクリエイティブ／榎本和子

第1章

尿路結石症の基本知識

ある日突然、腹部の激痛に襲われる疝痛発作。七転八倒の苦しみとも表される激痛を引き起こす尿路結石症とは、どんな病気なのでしょうか？　結石の種類やメカニズムなど、まずは全体像をみていきましょう。

尿路結石症とは、どんな病気?

ある日突然、体に激痛が…

ある日の夜半、48歳の会社員Aさんは、突然の激痛で目が覚めました。背中から脇腹にかけて、これまで経験したことのない激痛に襲われたのです。

七転八倒とはまさにこのことで、体をあちこちに傾けながら悶え苦しむのですが、体をどの向きに傾けても激しい痛みは変わりません。息をするのも苦しく、冷や汗が流れます。Aさんはあまりの痛さに吐き気をもよおし、嘔吐してしまいました。意識が朦朧《もうろう》とし、目を閉じると、遠くから救急車のサイレンが聞こえてきます。ただ事ではないと判断した奥さんが、119番したのでした。

搬送先でAさんは痛み止めの点滴を受け、その後の検査で原因が判明しました。のたうち回るほどの激痛の正体は、尿路結石だったのです。

尿路結石とは、尿の通り道である尿路に石ができて詰まり、様々な症状を引き起こす病気です。尿路結石による激痛は「疝痛《せんつう》発作」といい、心筋梗塞、群発頭痛*(またはくも膜下出血、膵炎《すいえん》、胆石などともいわれている)と並ぶ〝世界三大激痛〟と呼ばれています。心筋梗塞の痛みは「火箸で心臓をえぐられるような激痛」、群発頭痛は「目をえぐられるような激痛」などとよく例えられますが、尿路結石の疝痛発作は、そんな心筋梗塞や群発頭痛に勝るとも劣らない激痛だということです。疝痛発作を経験した患者さんの多くが「七転八倒の苦しみ」と表現されるように、Aさんの症状や奥さんの対応は決しておおげさではなく、実際に救急車で搬送されるケースは少なくありません。

では、そんな激痛を引き起こす尿路結石とは、どんな病気なのでしょうか。

用語解説　群発頭痛　ある一定期間、片側の目の奥から側頭部にかけて、激しい痛みがくり返し起こる病気。はっきりした原因はわかっていない。

突然襲ってくる！　尿路結石による激痛！

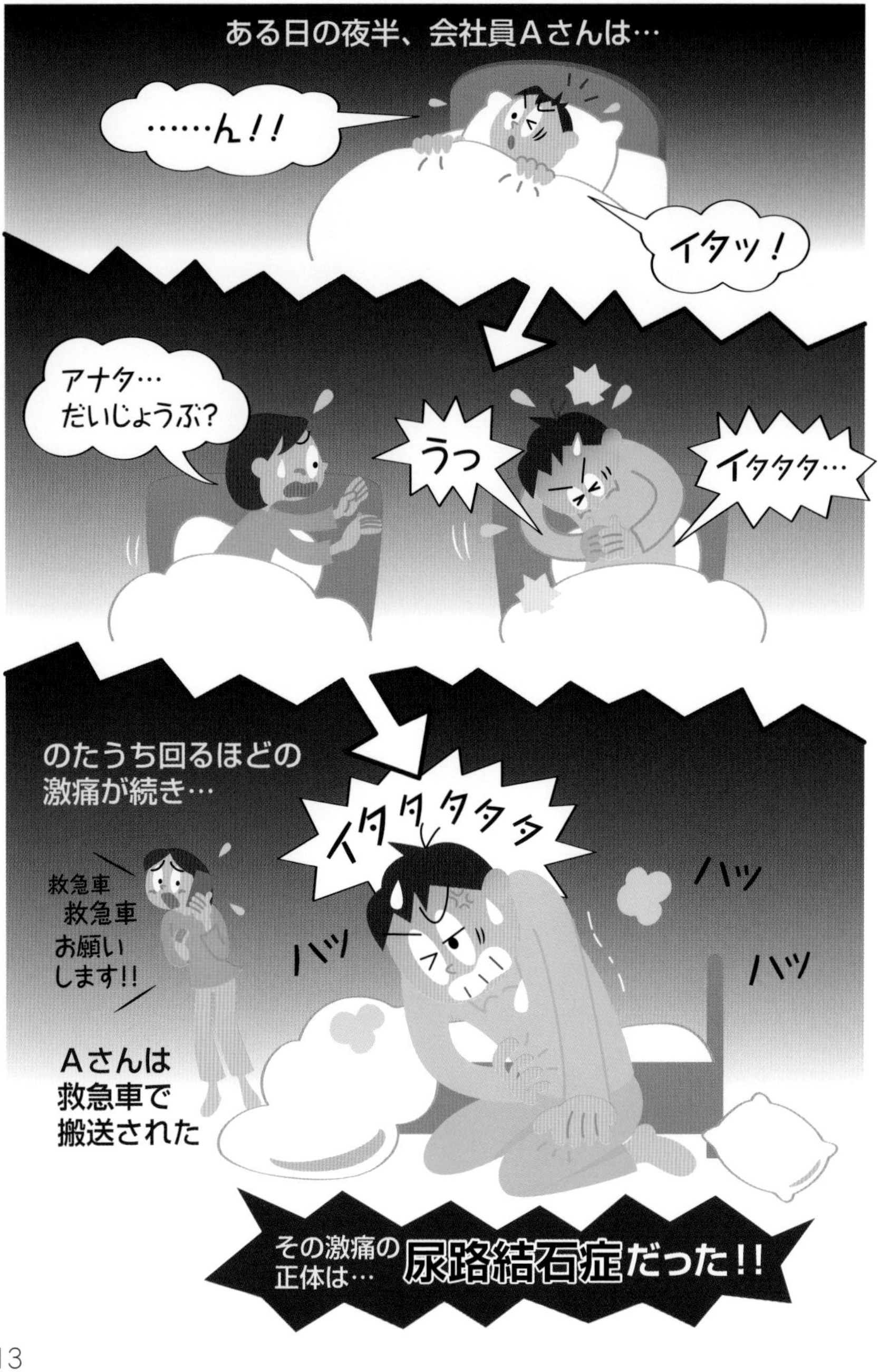
ある日の夜半、会社員Aさんは…
……ん!!
イタッ！
アナタ…
だいじょうぶ?
うっ
イタタタ…
のたうち回るほどの
激痛が続き…
イタタタタタ
ハッ
ハッ
ハッ
救急車
救急車
お願い
します!!
Aさんは
救急車で
搬送された
その激痛の
正体は…
尿路結石症だった!!

自覚がないままに体で異変が起きていた

尿は腎臓でつくられ、尿管、膀胱《ぼうこう》、尿道を通って排泄《はいせつ》されます。この尿の通り道を総称して尿路といいます。尿路結石は尿路に石のように固い塊（結石という）が存在する病気で、結石が存在する部位によって腎結石、尿管結石、膀胱結石、尿道結石の4つに分類されます。

結石のほとんどは腎臓でつくられますが、尿とともに尿管や膀胱、尿道へと流れ落ちることで移動します。結石が尿とともにスムーズに流れ、自然に排泄されれば問題ありません。しかし結石が、腎臓や膀胱などにとどまり尿路を塞ぐと、背中やわき腹、下腹部などの激しい痛みや血尿などを引き起こすことがあります。

では、そもそもなぜ、腎臓に結石などという余計なものがつくられてしまうのでしょうか。

腎臓では、血液中の老廃物をろ過して尿がつくられています。つまり、尿には血液中にいらなくなった様々な物質が溶け込んでいるのです。何らかの原因で尿の成分のバランスが崩れたり、尿が濃くなってしまうと、これらの物質が溶けきることができず、結晶化することがあります。この結晶が集まり、固まったものが結石です。

結石をつくる主な物質には、シュウ酸*、リン酸、カルシウム、尿酸などがあります。例えば、シュウ酸とカルシウムが結合してできた結石は「シュウ酸カルシウム結石」、尿酸が結晶化してできた結石は「尿酸結石」といいます。

これらの結石ができる過程では、多くはこれといった自覚症状はみられず、気づかぬうちに結晶化が進み、結石になります。そして、結石が尿路のどこかに詰まり、尿の流れがせき止められたときに、激痛を引き起こします。尿路結石の激痛は、ある日突然起こるように見えますが、実はその前段階として、体内では静かに結石が生じているということです。

用語解説　シュウ酸　植物に多く含まれる、いわゆるアクの成分。食品では、ほうれん草やタケノコ、緑茶、紅茶などに多く含まれている。

気づかないうちに尿成分異常で結石を形成

尿には血液中にいらなくなった様々な物質が溶け込んでいる

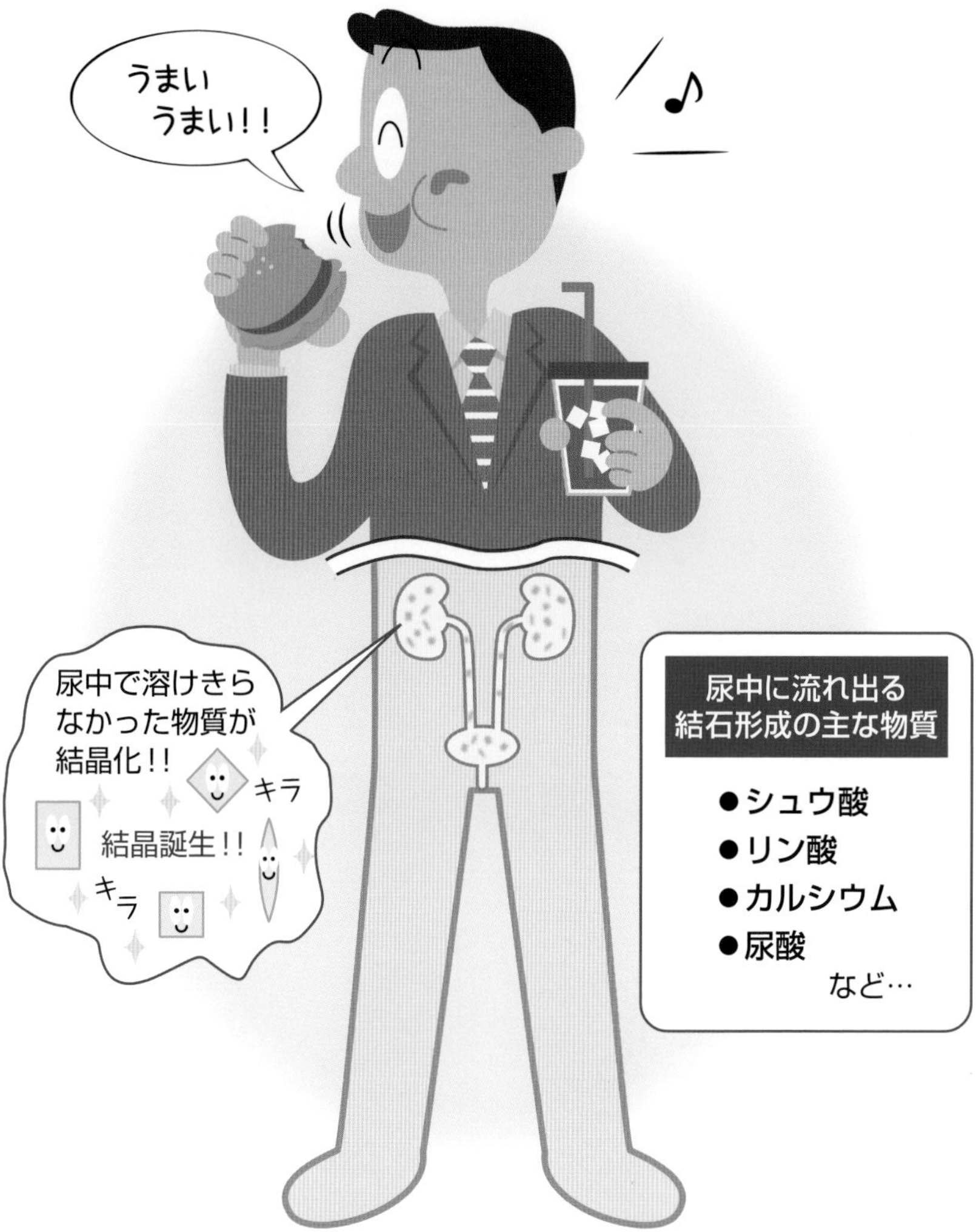
うまい
うまい!!
尿中で溶けきらなかった物質が結晶化!!
キラ
結晶誕生!!
キラ
尿中に流れ出る結石形成の主な物質
●シュウ酸
●リン酸
●カルシウム
●尿酸
など…

結晶化した物質が集まり、固まったものが「尿路結石」。
尿路に様々なトラブルを引き起こす

どんな人がかかりやすい？

壮年男性と閉経後の女性に多く見られる

尿路結石は結石のできる部位によって4つに分類されますが、腎結石と尿管結石は「上部尿路結石」、膀胱結石と尿道結石は「下部尿路結石」に大きく分けられます。わが国でみられる尿路結石は、約96％が上部尿路結石です。

日本尿路結石症学会では、1965年から尿路結石全国疫学調査をほぼ10年ごとに実施しており、2005年に実施された調査では、上部尿路結石症の年間罹患率は人口10万人あたり134人でした。調査が始まった1965年は43・7人でしたから、40年間で約3倍にも増えていることがわかります。

現在も尿路結石は、泌尿器科外来では非常に頻度の高い病気の1つです。男性の7人に1人、女性の15人に1人が一生のうちに一度は尿路結石を経験するとされており、決して他人事でありません。

一方で、尿路結石には、なりやすい傾向というものが見てとれます。男女別では、2・4対1で男性の方が圧倒的にかかりやすく、とくに30～50代の男性に多くみられます。女性に少ない理由は、エストロゲンやプロゲステロンといった女性ホルモンが関係しているとされ、女性は閉経後の50代以降に多くなります。

また、尿路結石は食生活や運動など生活習慣と関係が深く、肥満の人、高血圧や糖尿病、脂質異常症などの生活習慣病のある人は、尿路結石になりやすいことがわかっています。とくに肥満の人は、そうでない人に比べて約2倍、尿路結石になりやすいという報告もあります。

その他にも、運動することの難しい寝たきりの人は、尿路結石のリスクが高いとされています。

「尿路結石」は決してまれな病気ではない

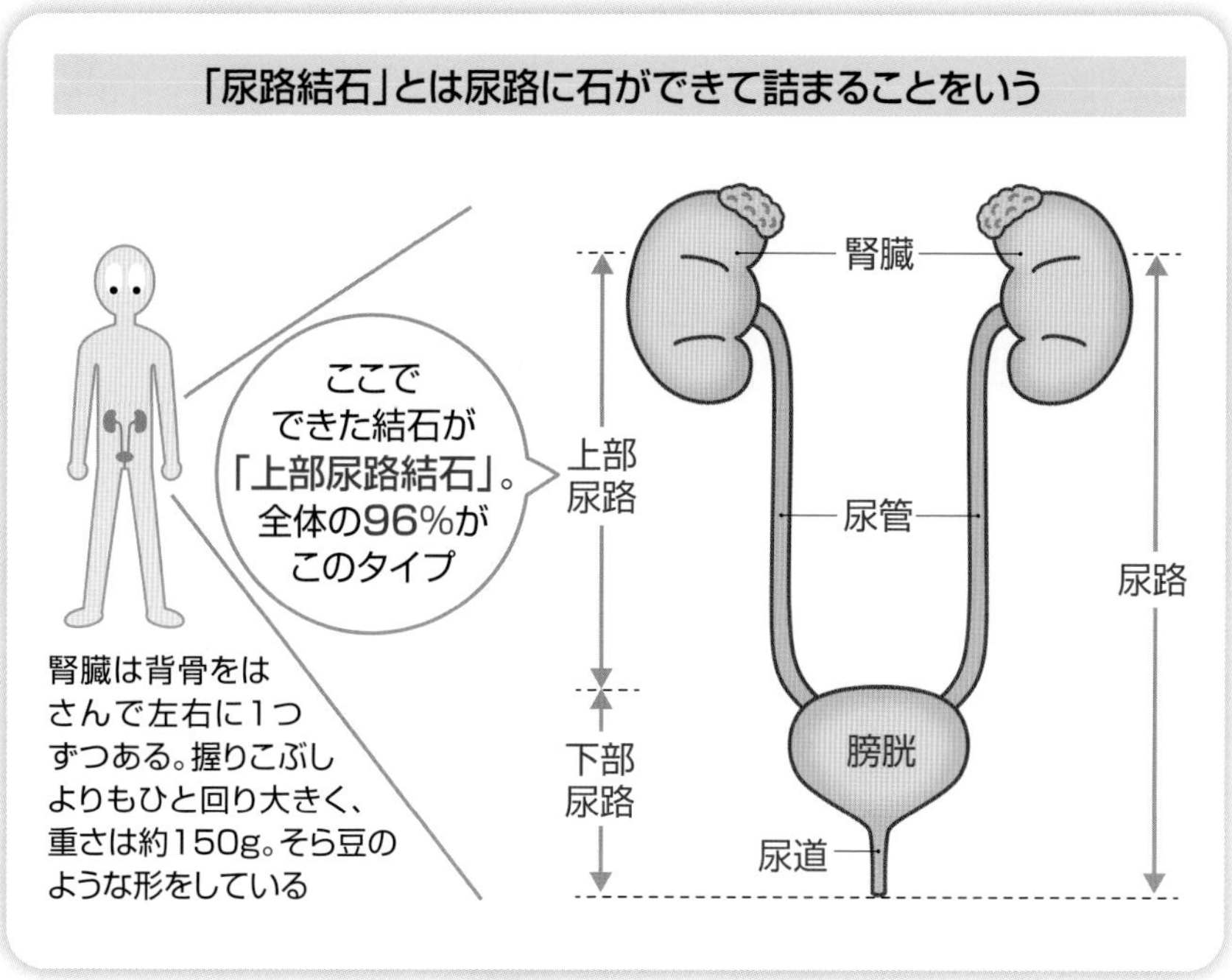

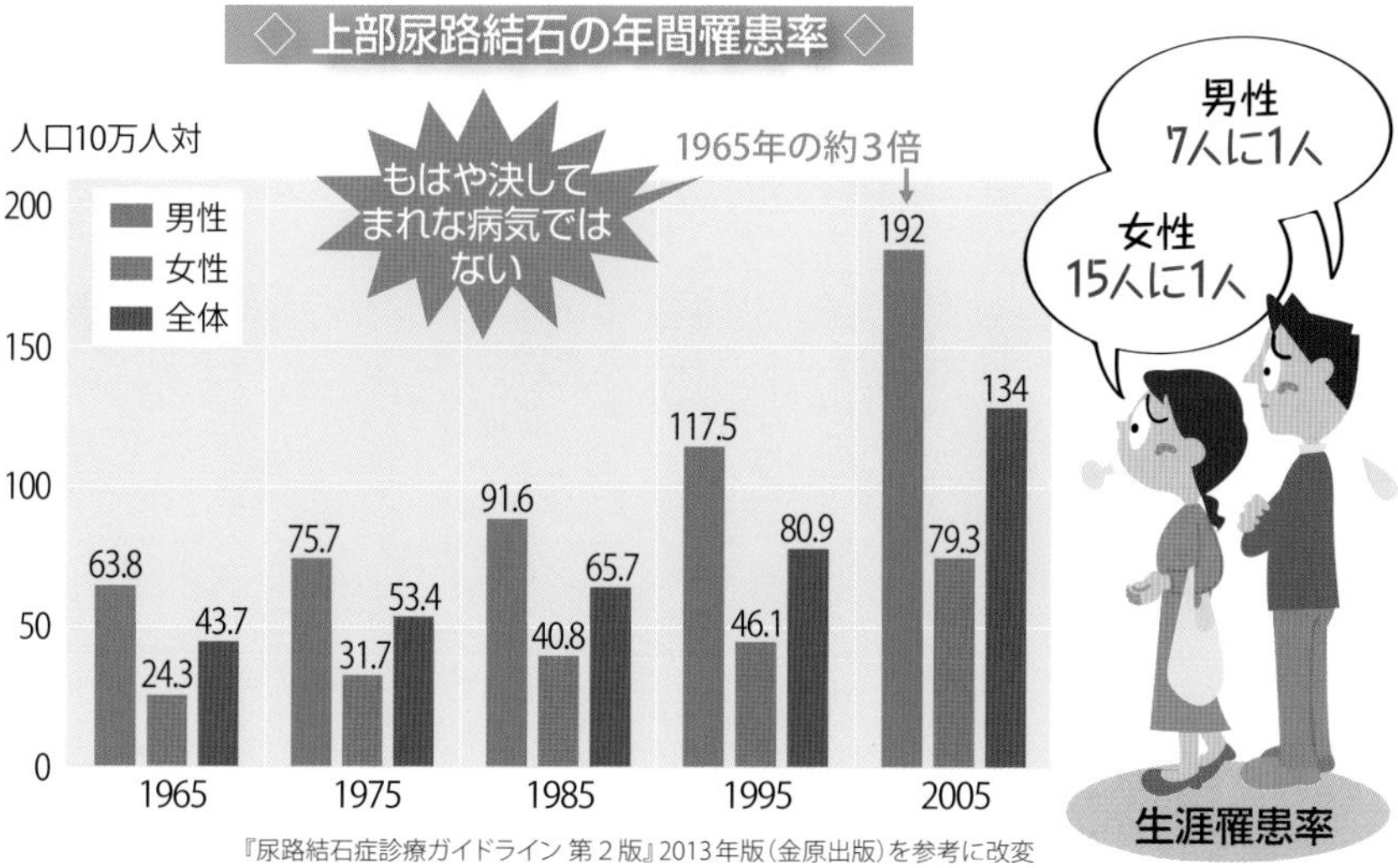

『尿路結石症診療ガイドライン 第2版』2013年版(金原出版)を参考に改変

そもそも尿路とは、体のどの部分？

尿は腎臓でつくられている

私たちの体は、尿を出すことによって老廃物を排出したり、体液の成分のバランスを保ったりしています。この尿をつくり、排泄する器官をまとめて「泌尿器」といい、泌尿器は腎臓、尿管、膀胱、尿道から成ります。つまり、尿路とは泌尿器を指します。尿路結石という病気を正しく理解するために、ここでは尿がつくられ、排泄されるまでのしくみを簡単におさらいしておきましょう。

尿は、血液中の老廃物をろ過してつくられるのですが、尿の製造工場の役目を担っているのが腎臓です。全身から集められた血液は、腎動脈から腎臓に流れ込みます。腎動脈は腎臓のなかで枝分かれしながら毛細血管となり、最後は「糸球体」という毛細血管のかたまりになります。糸球体はひとつの腎臓に約100万個あり、左右合わせて約200万個あります。

腎臓に流れ込んだ血液は、糸球体の毛細血管を通過する間にろ過されます。ただし、分子の大きい血球やたんぱく質などはろ過されず、分子の小さい老廃物や塩分、糖分、水分などをろ過して尿の元となる原尿がつくられます。糸球体では1日に約150～200ℓもの原尿がつくられますが、全てが尿として排泄されるわけではありません。原尿のなかには、まだまだ利用できる栄養素や水分が含まれています。原尿は「尿細管*」に流れ込み、ここで栄養素や水分など再利用できる成分が血管に再吸収されます。残りの尿は、尿細管から「集合管*」に流れ込み、その間にさらに水分を再吸収して、尿を濃くします。

こうして原尿の約99％が再吸収されて血液中に戻り、残りの1％が尿として排泄されます。

用語解説 尿細管、集合管　尿細管は、腎臓の糸球体から続く直径20～30μm、全長4～7cmの管。いくつかの尿細管が集まって集合管となり、腎杯へ尿を運ぶ。

尿の製造工場—腎臓

腎臓の構造

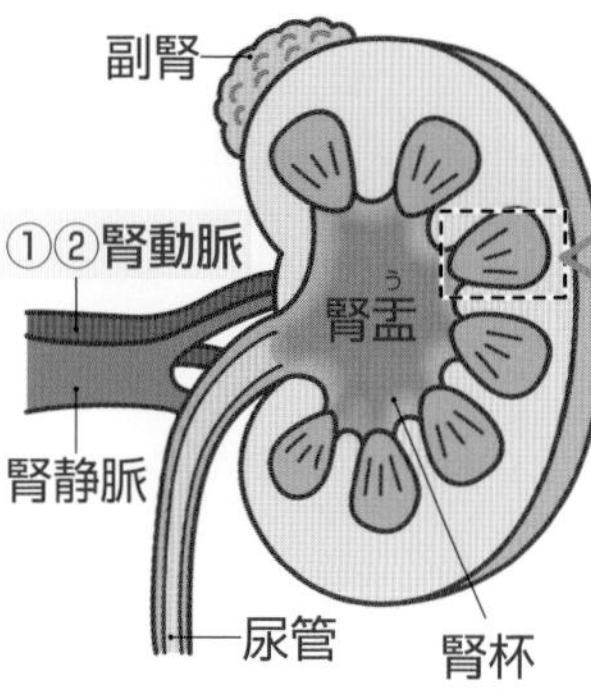

ネフロン

糸球体から集合管までの尿をつくる機能単位を「ネフロン」といい、糸球体の数(左右合わせて200万個)だけネフロンがある

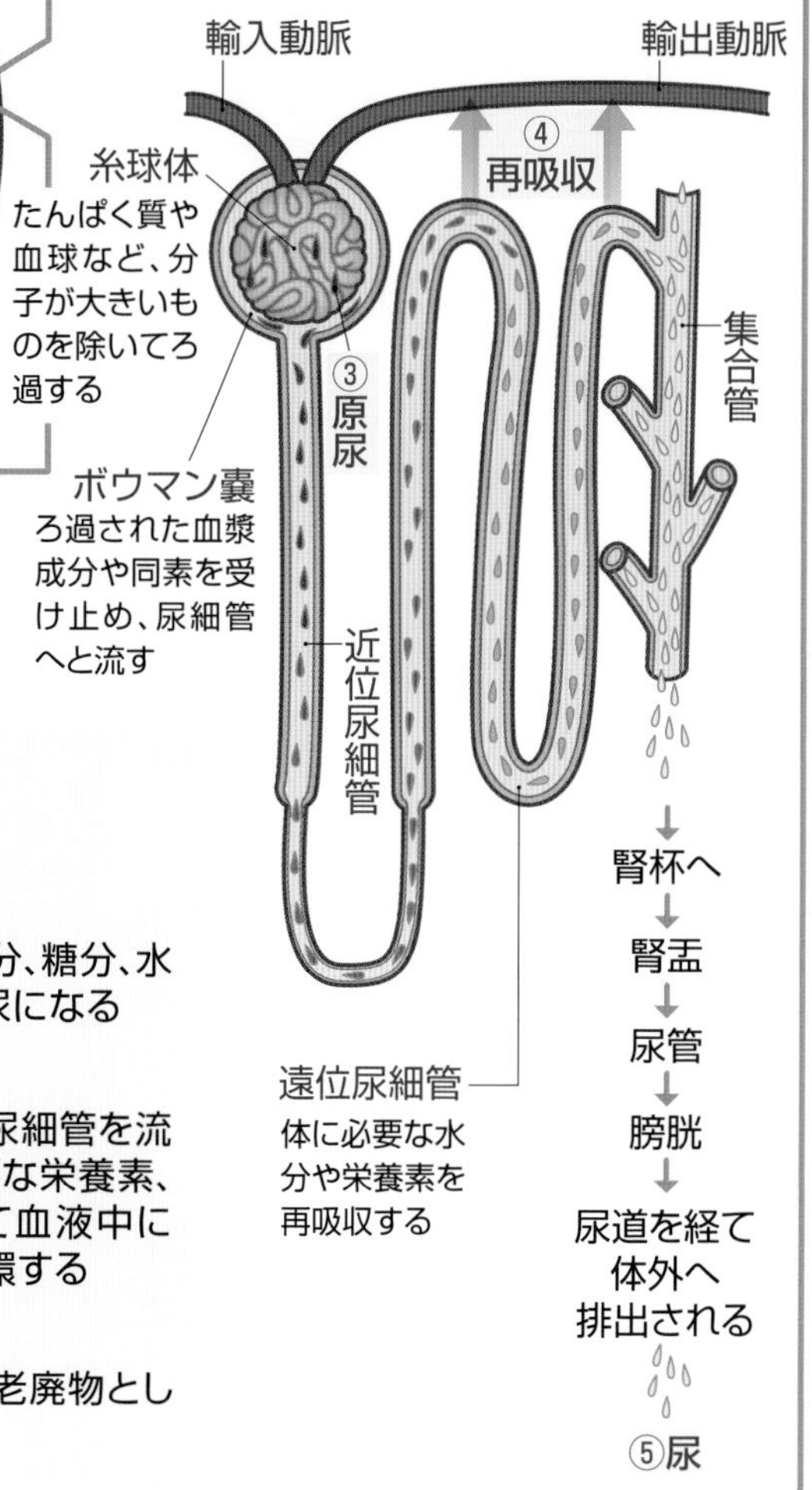

尿をつくるしくみ

① 全身から集められた血液は腎動脈から腎臓へ

② 血球やたんぱく質は血液中に戻る

↓

③ 糸球体で老廃物、塩分、糖分、水分などをろ過し、原尿になる

↓

④ 原尿はボウマン嚢、尿細管を流れながら、体に必要な栄養素、水分を再吸収されて血液中に戻り、再び体内を循環する

↓

⑤ 原尿のわずか1%が老廃物として体外へ排出される

尿を排泄するまでの通り道

　集合管を出た尿は＊腎杯《じんぱい》へと流れ込み、＊腎盂《じんう》に集められます。そして、尿管を通って膀胱へ運ばれます。尿管の太さは４〜７㎜、長さは25〜30㎝で、蠕動《ぜんどう》運動によって尿を膀胱へ運びます。膀胱は恥骨《ちこつ》のすぐ後ろにある袋状の器官で、上部は尿管に、下部は尿道とつながっています。膀胱の主な役目は、尿を一時蓄えることにあります。そのため伸縮性があり、尿がたまってくるとゴム風船のように広がります。

　膀胱にある程度尿がたまると、その刺激が大脳に伝わり、尿意として知らせます。一般には、１００〜１５０㎖で軽い尿意を感じ、２５０〜３５０㎖もたまると尿意を強く感じるといわれています。しかし、私たちは尿意を感じても排尿を我慢することができます。これは、膀胱の出口あたりにある内括約筋という筋肉の働きによります。さらに、尿道には外括約筋があり、尿のもれを防いでいます。

　トイレに行き、排尿の準備が整うと、膀胱の平滑筋が収縮し、膀胱の内圧が上がります。さらに内外の括約筋が緩み、尿道が開きます。尿道の長さは男性で約20㎝、女性は約４㎝です。この尿道を通って、外尿道口から尿が排泄されます。その際、腹筋が緊張して膀胱を圧迫するため、尿が勢いよく出ます。

　排尿は体の健康状態を表すバロメーターでもあります。健康であれば、尿を膀胱に約２００㎖程度はためることができ、自分の意思で尿意をコントロールすることができます。排尿の際は、とくに力まなくても勢いよく出ます。排尿時に痛みや不快感、残尿感などを感じるときは要注意です。また、健康な成人の1回あたりの排尿量は約２００㎖、１日の排尿回数は日中５〜７回、夜間は０〜１回です。もちろん年齢や季節、食事や精神状態などによって多少は異なりますが、あまりにも多すぎたり、少なすぎる場合は、正常とはいえません。早めに泌尿器科を受診しましょう。

用語解説　腎杯、腎盂　腎杯はコップのような形をした組織で、１つの腎臓には複数の腎杯がある。腎杯から流れ出た尿は、腎盂という１つの広い空間に集められる。

正常な排尿の目安

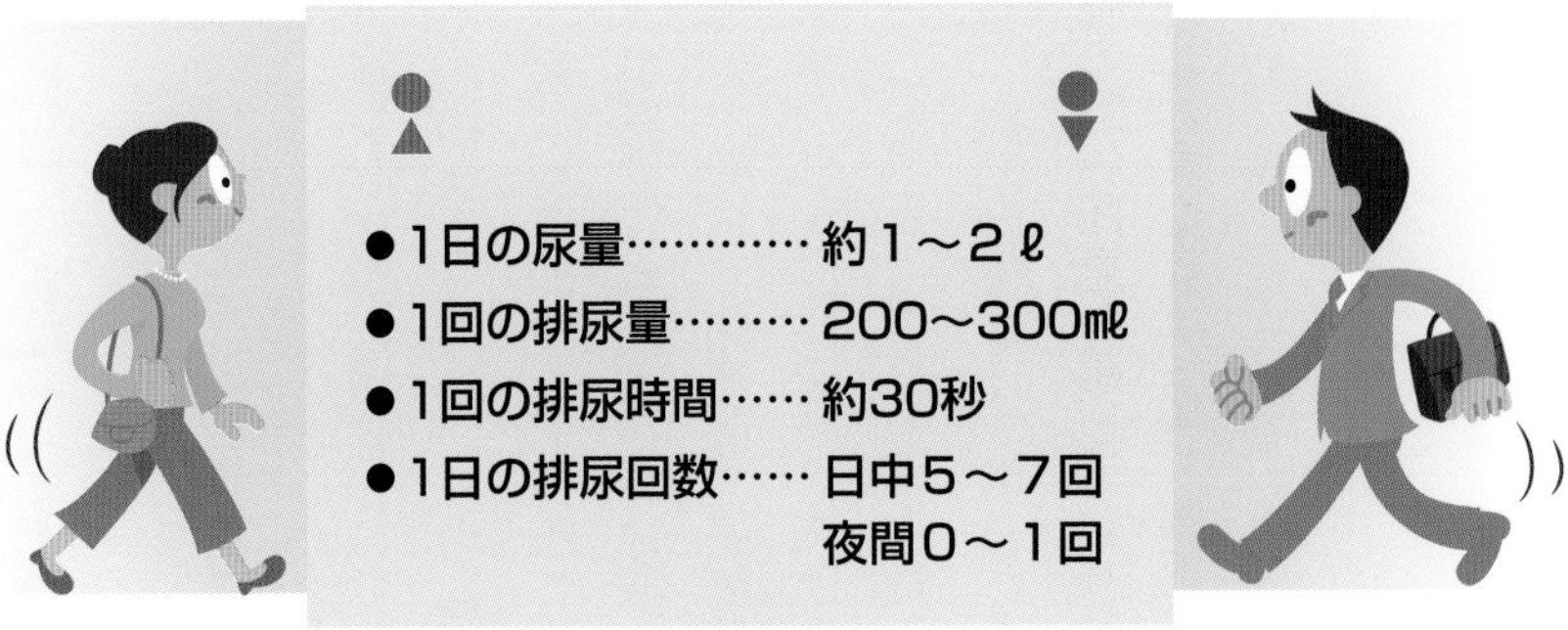
●1日の尿量…………約1～2ℓ
●1回の排尿量………200～300mℓ
●1回の排尿時間……約30秒
●1日の排尿回数……日中5～7回
夜間0～1回

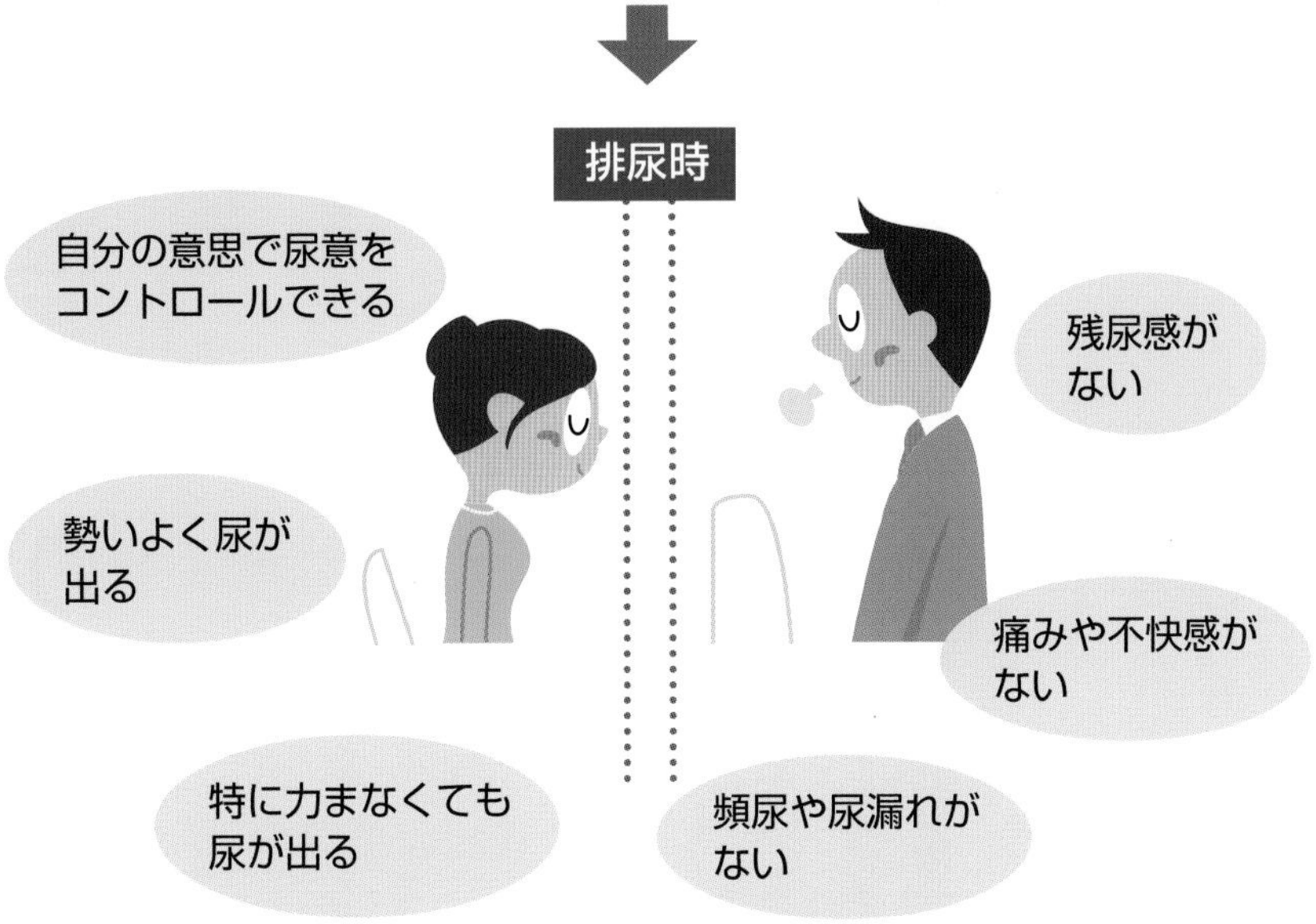
排尿時
自分の意思で尿意をコントロールできる
勢いよく尿が出る
特に力まなくても尿が出る
残尿感がない
痛みや不快感がない
頻尿や尿漏れがない

排尿時に違和感があるときは早めに泌尿器科へ受診を！！

結石はどうしてできるのか？

結石のもとになる成分が尿中で飽和状態になる

尿中には様々な物質が濃縮されていますが、結石のもとになるのはシュウ酸、リン酸、カルシウム、尿酸、リン酸マグネシウムアンモニウム、シスチンなどです。通常、これらの成分は尿中に溶け込んでいるのですが、何らかの原因で過飽和状態になることがあります。つまり、尿中に溶けきれない状態になるということです。この溶けきれなかった成分が結晶となり、結晶が集まって結石になります。

ただ、尿中にはマグネシウムやクエン酸など、結晶を凝集させないように働く物質も含まれています。そのため、結晶ができても、通常ならばマグネシウムやクエン酸の働きで、結石になる前に尿とともに排泄されます。

では、どんなときに結石がつくられてしまうのでしょうか。

まず1つが、尿の成分のバランスが崩れたときです。例えば、「シュウ酸カルシウム結石」は、シュウ酸とカルシウムが結合してできる結石です。シュウ酸カルシウムは溶けにくく、結晶化・結石化しやすいのですが、シュウ酸がマグネシウムと結合してシュウ酸マグネシウムになると、溶けやすく、排泄されやすくなります。シュウ酸はカルシウムよりマグネシウムと結合しやすいので、尿中にマグネシウムが十分にあれば、結石にならずにすむのです。しかし、食生活の乱れや代謝異常、ある種の病気などがあると、尿中の成分のバランスが崩れ、結石ができやすくなります。

また、水分不足などで尿が濃くなったときも、シュウ酸やカルシウム、尿酸などの濃度が上がり、結石ができやすくなります。

結石はこうしてできる

結晶ができても通常尿中では…

マグネシウムやクエン酸などの働きでシュウ酸やカルシウムは結石になる前に排泄される

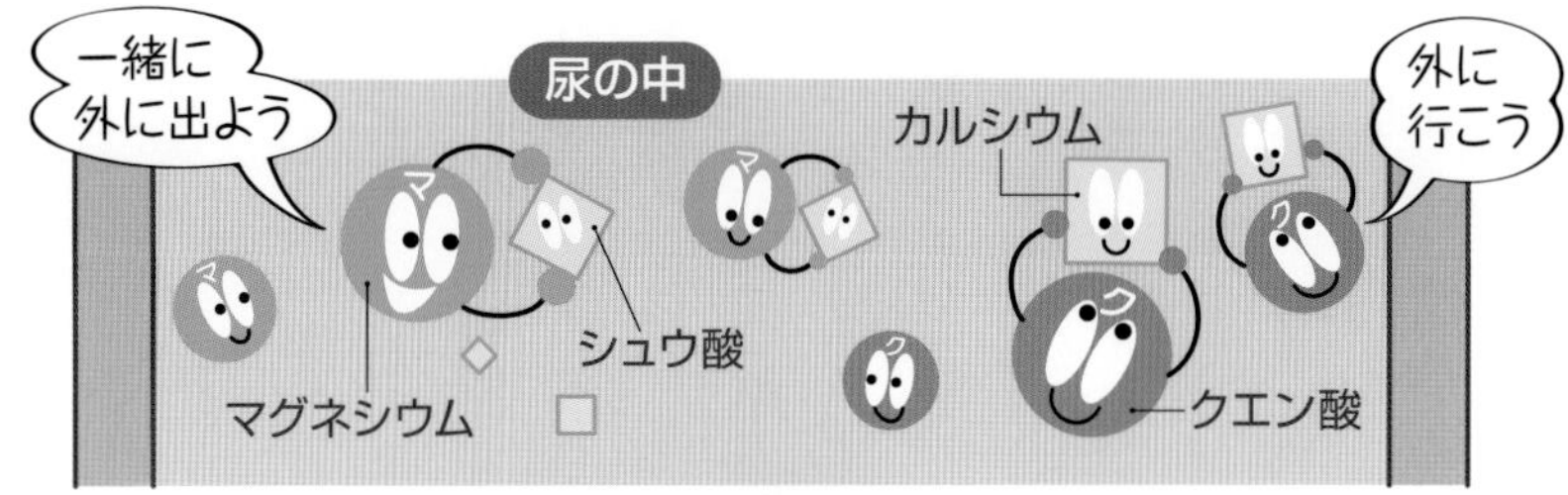

ところが

尿の成分のバランスが崩れると

働けない
結合
手が足りない
結合しよう

ついに

結合した結晶は結石化

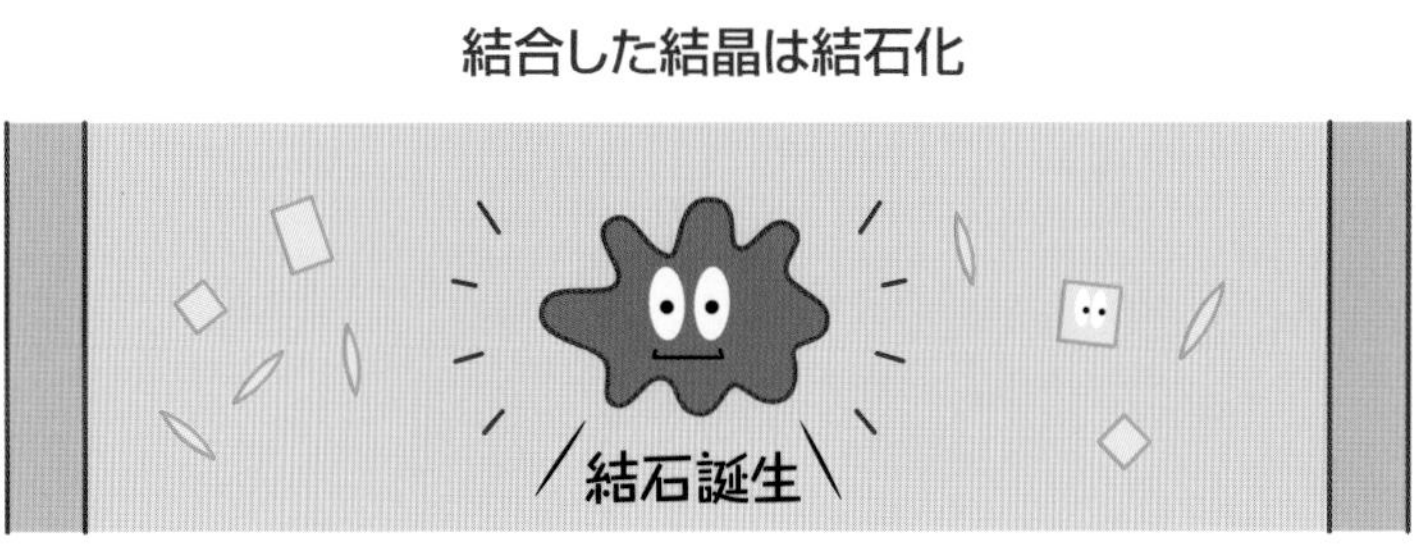

結石誕生

カルシウムが関わる結石

尿路にできる結石は、もとになる成分によっていくつかの種類に分けられます。それぞれ結石のできるメカニズムは異なるため、結石の成分を知ることは、治療や再発予防のためにも重要です。ここでは、代表的なものを紹介しておきましょう。

カルシウムが関わる結石には、シュウ酸とカルシウムが結びついてできたシュウ酸カルシウム結石と、リン酸とカルシウムが結びついてできたリン酸カルシウム結石の2種類があります。これらの結石は、色は黒褐色あるいは黄褐色で、金平糖のように表面がギザギザした形をしています。そのため、小さくても尿管に引っかかりやすく、排出されにくいのが特徴です。また、粘膜を傷つけやすいため、血尿がみられることもあります。

尿路結石全体の約8割はカルシウムが関わる結石で、そのなかでも最も多くみられるのがシュウ酸カルシウム結石です。リン酸カルシウム結石は、シュウ酸カルシウム結石と混じり合っていることが多く、リン酸カルシウムのみの純粋な結石はまれです。

カルシウム結石ができる主な原因は、副甲状腺機能亢進症やクッシング症候群（56頁参照）など特定の病気や、副腎皮質ホルモン薬など特定の薬によるものを除き、はっきりしたことは不明とされています。しかし、動物性食品やシュウ酸を多く含む食品のとりすぎ、カルシウム不足など、食生活のバランスの乱れが大きく影響すると考えられています。

例えば、シュウ酸を多く含む食品をとりすぎると、尿中でカルシウムと結合してカルシウム結石ができやすくなりますが、カルシウムを多く含む食品を積極的にとると、腸内でシュウ酸とカルシウムが結合します。腸内でできたシュウ酸カルシウムは便と一緒に排泄されるため、結果として尿中に出てくるシュウ酸が減り、カルシウム結石ができにくくなることがわかっています。

結石の種類　その1―カルシウム結石

尿路結石全体の約80%がカルシウム結石

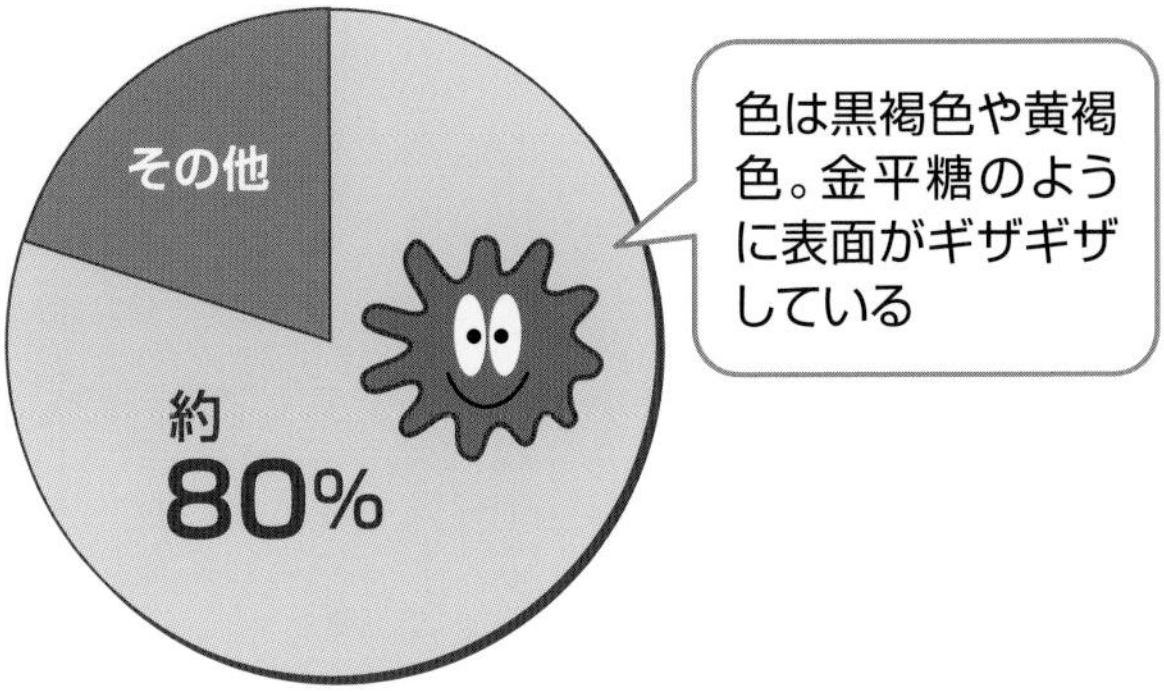

カルシウム結石は2種類ある

シュウ酸カルシウム結石	リン酸カルシウム結石
シュウ酸とカルシウムが結びついてできたもの	リン酸とカルシウムが結びついたもの

↑ ほとんどがこのタイプ

主な原因は…

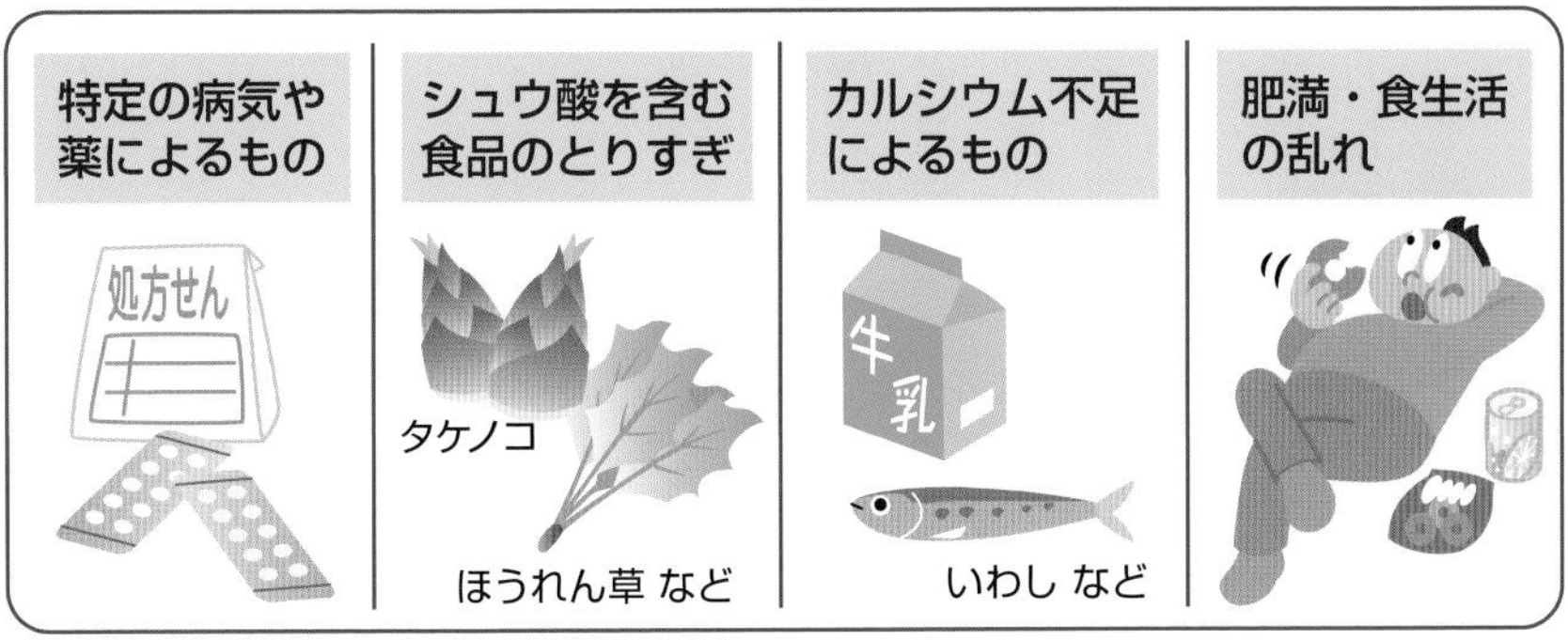

尿酸が関わる結石

尿酸とは、「プリン体」という物質が分解されるときに生じる老廃物です。プリン体には、体内でつくられるものと、食品から取り込まれるものがあります。いずれも肝臓で分解されて尿酸がつくられ、尿と一緒に排泄されます。この尿酸が結晶化し、固まったものが「尿酸結石」です。

尿酸結石は尿路結石の約5％を占め、40〜50代の男性に多くみられ、女性には少ないとされています。尿酸結晶はカルシウム結石の核になりやすく、尿酸結石ができると、シュウ酸カルシウム結石もできやすくなります。

尿酸結石は、尿中に尿酸が多いときや、水分不足などで尿量が減ったときなどにできやすくなりますが、最大の危険因子は酸性尿になることです。酸性尿とは、尿が酸性に傾いている状態をいいます。尿酸はアルカリ性で溶けやすく、酸性では溶けにくくなる性質があるため、尿が酸性に傾いている状態では、尿酸結石ができやすくなるのです。

酸性尿になる原因としては、偏った食生活が考えられます。一般には、動物性たんぱく質を多くとりすぎると尿は酸性に、野菜や果物を積極的にとるとアルカリ性に傾きやすいとされています。

また、生活習慣病の1つとして知られる「高尿酸血症」や「痛風」との関連も指摘されています。高尿酸血症とは、血液中の尿酸値が7・0㎎／㎗を超えた状態をいいます。高尿酸血症の状態を放置していると、血液中の余分な尿酸が結晶をつくります。尿酸結晶が足の親指などの関節に沈着し、炎症を引き起こすと、痛風と呼ばれる激痛発作が起こります。

高尿酸血症や痛風を伴う患者さんには、しばしば酸性尿がみられます。以前は、血液中の尿酸値に比例して尿酸結石ができやすくなると考えられていましたが、最近はそれよりも尿が酸性に傾くことの方が結石形成のリスクを高めるとされています。

結石の種類　その2—尿酸結石

尿路結石全体の約5%を占め、40～50代の男性に多くみられる

成分は尿酸結晶
色は黄褐色や茶褐色など。表面は滑らか

尿酸結晶はカルシウム結石の核にもなる

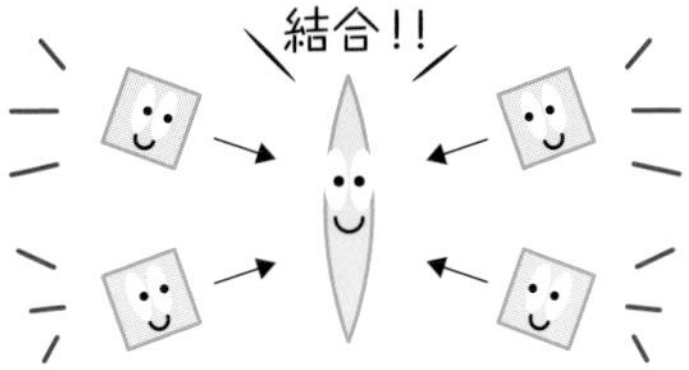

純粋な尿路結石は全体の1/3、残り2/3はこのタイプ

主な原因は…

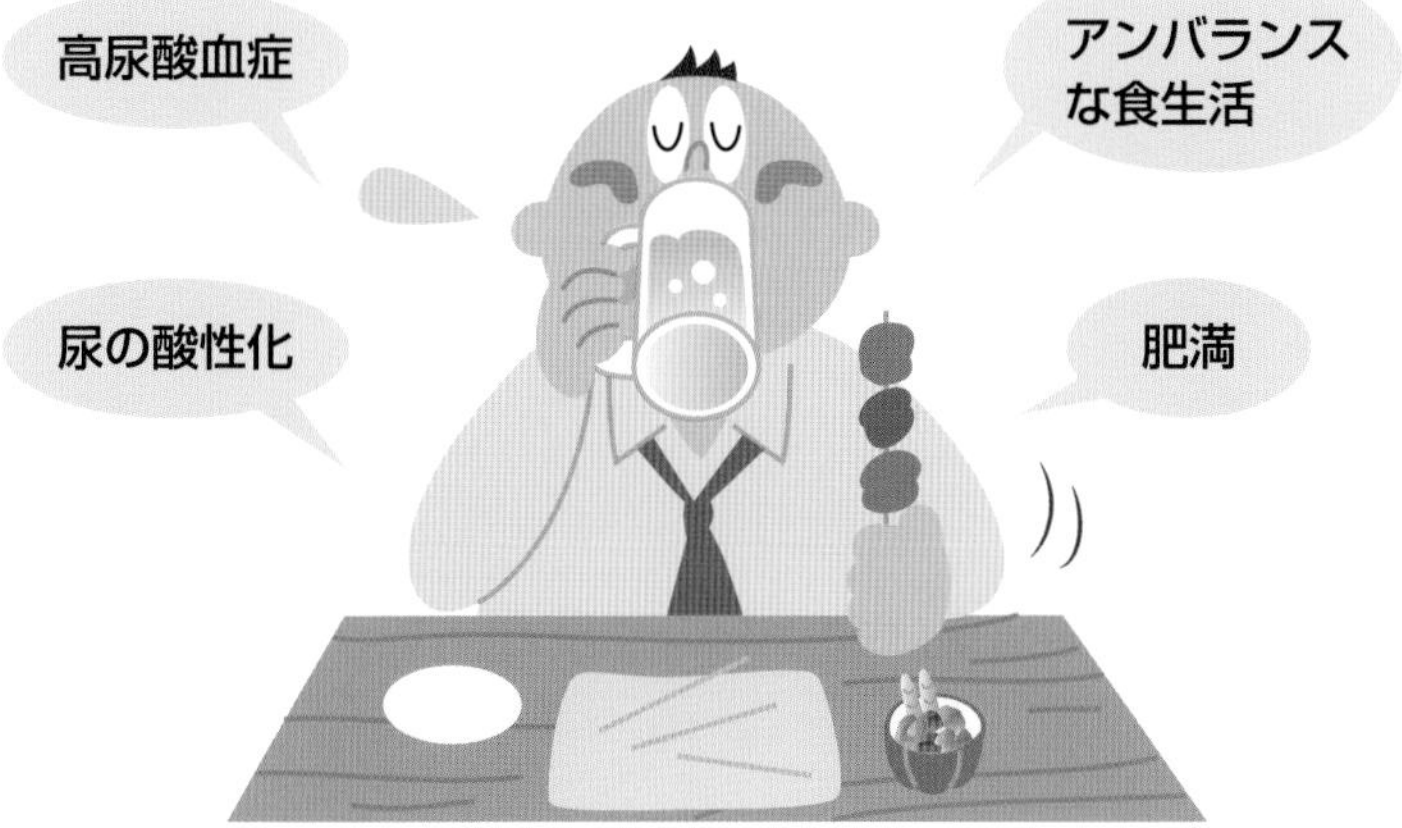
高尿酸血症
アンバランスな食生活
尿の酸性化
肥満

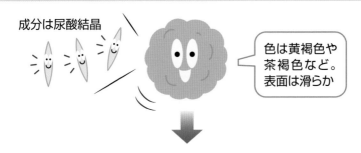

その他の成分が関わる結石

「リン酸マグネシウムアンモニウム結石」は、尿素分解菌*が尿路に感染することによってできる結石で、「感染結石」ともよばれます。尿路結石全体の約7％を占め、男性よりも尿道が短く、尿路感染症になりやすい女性に多くみられます。

原因菌としては、プロテウスとよばれる菌が最も多く、その他にもクレブシエラやセラチアなどが原因になることもあります。これらの尿素分解菌は、尿素分解酵素（ウリアーゼ）によって、尿中の尿素をアンモニアと二酸化炭素に分解します。このアンモニアの生成にともない、尿が強いアルカリ性になります。リン酸マグネシウムアンモニウムはアルカリ性の尿に溶けにくいため、結晶化が進みます。

リン酸マグネシウムアンモニウム結石ができると、石が細菌を増やし、増えた細菌が石をさらに成長させます。こうした悪循環により、短期間で石が大きくなり、腎臓の内部をそのまま形どったような「サンゴ状結石」になりやすいのが特徴です。

尿路結石には、アミノ酸の一種であるシスチンを主成分とする結石もあります。シスチン結石は、シスチン尿症という病気によって起こります。

シスチン尿症とは、約1万8000人に1人の割合で発症する遺伝性疾患です。この病気では、腎臓にある尿細管の機能異常により、シスチン、リジン、アルギニン、オルニチンの4種類のアミノ酸が体内に再吸収されにくくなるため、尿中にアミノ酸が過剰に排泄されます。シスチン以外のアミノ酸は水に溶けやすいので、結晶化することはありませんが、シスチンは水に溶けにくい性質があるため、尿路に沈着して結石をつくります。

シスチン尿症は青年期に発症し、再発をくり返すやっかいな病気ですが、近年は原因となる遺伝子が発見され、遺伝子診断や遺伝子治療の研究が進められています。

用語解説 尿素分解菌　尿中の尿素をアンモニアと二酸化炭素に分解する性質を持つ菌。土壌や海など自然界のほか、人体では口腔、腸、尿などに生棲している。

その他の尿路結石

リン酸マグネシウムアンモニウム結石

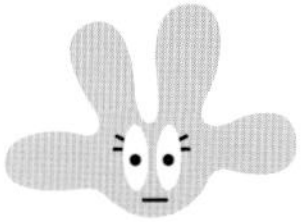

尿路結石全体の約7%。尿道が短く尿路感染症にかかりやすい女性に多くみられる。色は白黄褐色、茶褐色など

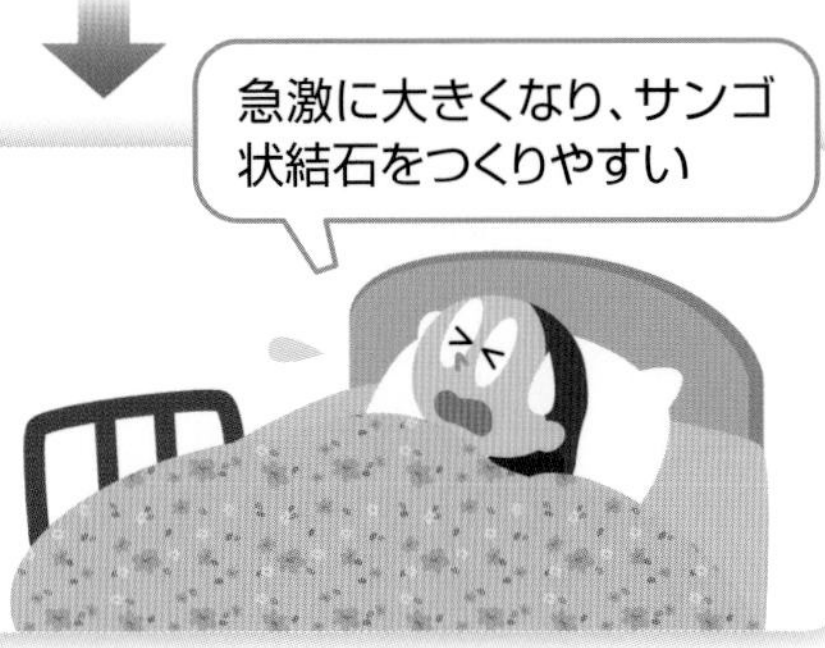
急激に大きくなり、サンゴ状結石をつくりやすい

主な原因

- 尿路の細菌感染
- 長期間の寝たきり生活

シスチン結石

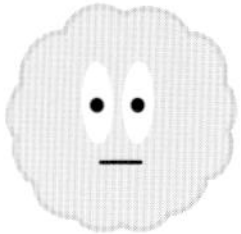

尿路結石全体の約1%がこのタイプ。色は淡い黄色で硬く砕きにくいのが特徴

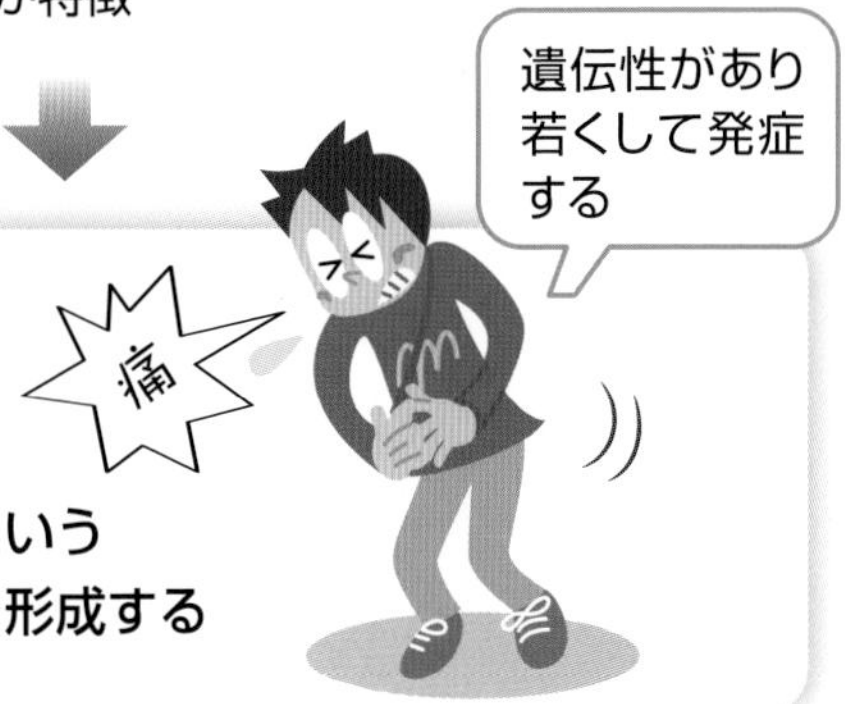
遺伝性があり若くして発症する
痛

主な原因

シスチン尿症

水に溶けにくいシスチンというアミノ酸が結晶化。結石を形成する

尿路結石は4つに分類される

結石の存在部位ごとに特徴がある

尿路結石は結石のある部位によって、「上部尿路結石」と「下部尿路結石」に大きく分けられます。尿路結石の95％以上が上部尿路結石で、現在も増加傾向にあります。残りの5％以下が下部尿路結石で、こちらの比率は減少傾向にあります。尿路結石を上部と下部に分けて考えるのは、それぞれ原因や治療法、予後などが異なるからです。

上部尿路結石はその名のとおり、上部の尿路にできる結石です。「腎結石」と「尿管結石」の2種類がありますが、いずれも結石そのものは腎臓でつくられます。結石が腎臓にとどまっていれば腎結石、尿管に流れ落ちれば尿管結石として扱います。上部尿路結石の発症年齢のピークは男性で30～60代、女性で50～60代で20代以降に急激に増加します。結石の成分は、男女ともに90％以上がカルシウム結石です。

一方、下部尿路結石は下部の尿路にできる結石で、「膀胱結石」と「尿道結石」の2種類があります。膀胱結石には、腎臓でつくられた結石が膀胱まで落ちてきて、膀胱内で増大するものと、膀胱内で新たにつくられるものがあります。尿道結石は、この膀胱結石が落ちてきて、尿道にとどまったものです。上部尿路結石に比べてカルシウム結石の割合が少なく、尿酸結石や感染結石（リン酸マグネシウムアンモニウム結石）が多いのが特徴です。

発症のピークは男女ともに60歳代以上にあり、男女比は4：1で男性が多くなっています。高齢男性に多い理由としては、下部尿路結石は排尿障害によって引き起こされることが多く、男性は前立腺肥大症や尿道狭窄など、排尿障害の原因となる疾患にかかりやすいことが関係していると考えられます。

尿路結石の分類

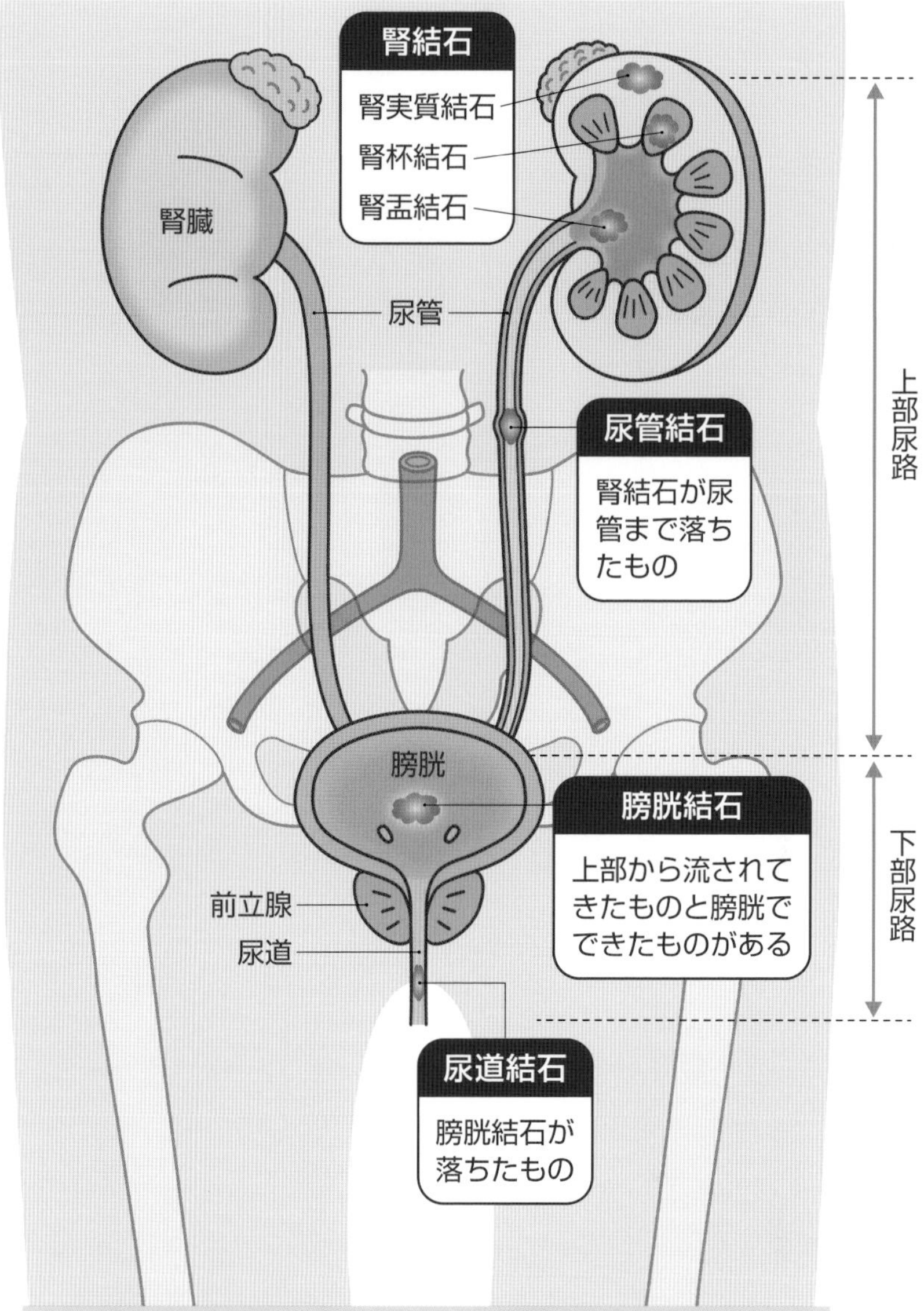

尿路結石を上部と下部に分けて考えるのは、それぞれ原因や治療法、予後などが異なるため

腎結石

ここからは、4つの部位別の結石について、それぞれくわしく見て行きましょう。

腎結石は、腎臓内にある結石です。結石のある場所によって「腎盂結石」「腎杯結石」「腎実質結石」などと呼ばれます。ただし、腎実質*にできることはまれで、ほとんどは腎杯か腎盂にできます。

腎結石のもとになる結晶は、尿細管に生じます。はじめは小さな結晶ですが、尿細管を流れる間に少しずつ成長し、腎杯、腎盂を通過しながらさらに大きくなり、やがて結石を形成します。

腎杯結石や腎盂結石の多くは自覚症状に乏しく、健診や人間ドックなどの検尿で尿潜血を指摘され、精密検査を受けて初めて発見されることがあります。このような無症状の結石は、「サイレント・ストーン」（66頁参照）と呼ばれています。

ただし、腎杯の頸部はやや狭くなっているため、結石が通過しにくく、結石による閉塞が起こると腎杯が拡張し、鈍痛が起こることがあります。

また、結石が尿管に流れず、腎盂に長くとどまった場合は、腎杯や腎盂を埋めつくすように大きくなることがあります。まるでサンゴのような形に広がるため、「サンゴ状結石」と呼ばれています。サンゴ状結石も無症状であることが多いため、知らず知らずのうちに結石が大きくなってしまうのです。

サンゴ状結石は、腎結石の終末状態ともいえます。症状がないからといって放置していると、水腎症や尿路感染、腎盂腎炎などを引き起こし、腎機能低下につながります。サンゴ状結石は自然に排泄されないばかりか、非常に固いため、容易に粉砕もできません。腎機能の低下が著しい場合は、腎臓そのものを摘出する場合もあります。

腎結石の約8割はカルシウム結石ですが、サンゴ状結石になりやすいのは、シスチン結石や尿酸結石、リン酸マグネシウムアンモニウム結石などです。

用語解説　腎実質　糸球体や尿細管など実質的な働きをする組織を腎実質といい、腎臓は腎実質と、腎実質に囲まれた空間である腎杯・腎盂から成っている。

腎結石—腎臓内で結石を形成

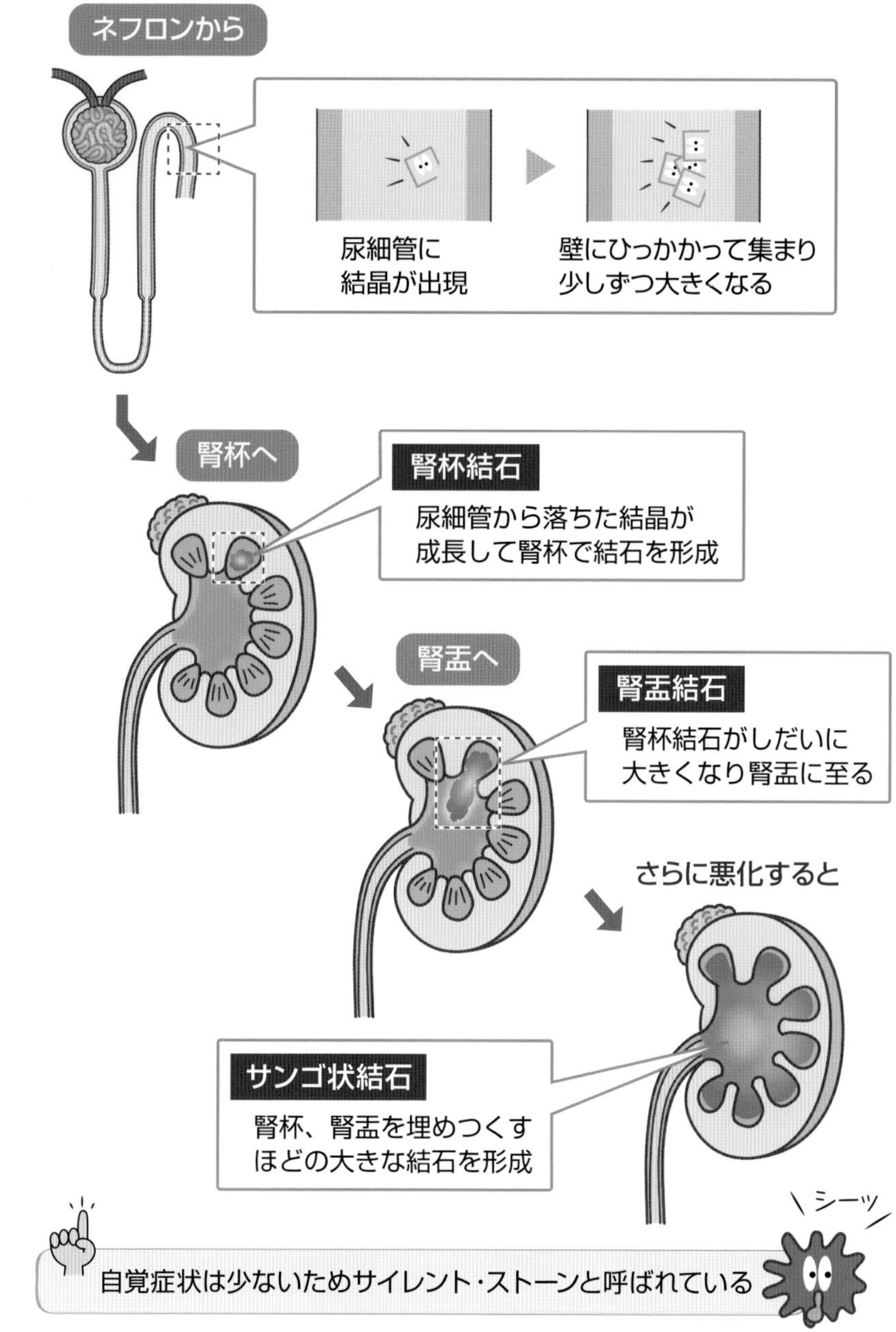
ネフロンから
尿細管に
結晶が出現
壁にひっかかって集まり
少しずつ大きくなる
腎杯へ
腎杯結石
尿細管から落ちた結晶が
成長して腎杯で結石を形成
腎盂へ
腎盂結石
腎杯結石がしだいに
大きくなり腎盂に至る
さらに悪化すると
サンゴ状結石
腎杯、腎盂を埋めつくす
ほどの大きな結石を形成
シーッ
自覚症状は少ないためサイレント・ストーンと呼ばれている

尿管結石

腎結石が尿管に流れ落ちたものが、尿管結石となります。腎結石同様、約8割がカルシウム結石です。

尿管は、腎臓でつくられた尿を膀胱に運ぶ管状の臓器です。直径は4~7㎜、長さは25~30㎝あり、蠕動運動によって尿を膀胱に運んでいます。

細長く、もともと詰まりやすい形状をしている尿管ですが、尿管には「腎盂尿管移行部」「腸骨動脈交叉部」「尿管膀胱移行部」の3ヵ所に、生理的狭窄部といってさらに管が狭くなっている部分があります。尿路結石のほとんどは、このいずれかに詰まって発見されます。

また、尿管は、腎盂尿管移行部から骨盤の最も上部（腸骨稜《ちょうこつりょう》）までを上部尿管、腸骨に重なる部位を中部尿管、中部尿管より下の腸骨に重ならない部位を下部尿管とし、尿管結石もこれに合わせて区別して扱われます。

まず、腎盂尿管移行部に結石が詰まって尿の流れが妨げられると、腎盂の内圧が上がり、疝痛発作や血尿を引き起こします。

腎盂尿管移行部を通り過ぎた上部~中部尿管結石は、下大動脈や腹部大動脈と平行する部位では、比較的スムーズに移動します。しかし、2つ目の狭窄部である腸骨動脈交叉部に詰まると、やはり尿の流れが妨げられ、腎盂の内圧が上がり、脇腹や下腹部に疝痛発作が起こります。

下部尿管結石でも、疝痛発作や血尿がみられます。この部位では、痛みは下腹部や鼠径《そけい》部に限局するようになり、外陰部へ痛みが広がることもあります。

また、3つ目の狭窄部である尿管膀胱移行部は、最も結石が詰まりやすい部位です。結石が膀胱に近くなるにつれて、頻尿や残尿感など膀胱炎のような症状を伴うようになります。しかし、結石が膀胱に落ちてしまうと、急に症状は消失し、多くは尿と一緒に自然に排出されます。

尿管結石—結石全体の6～7割を占める

腎結石同様、約8割をカルシウム結石が占めている

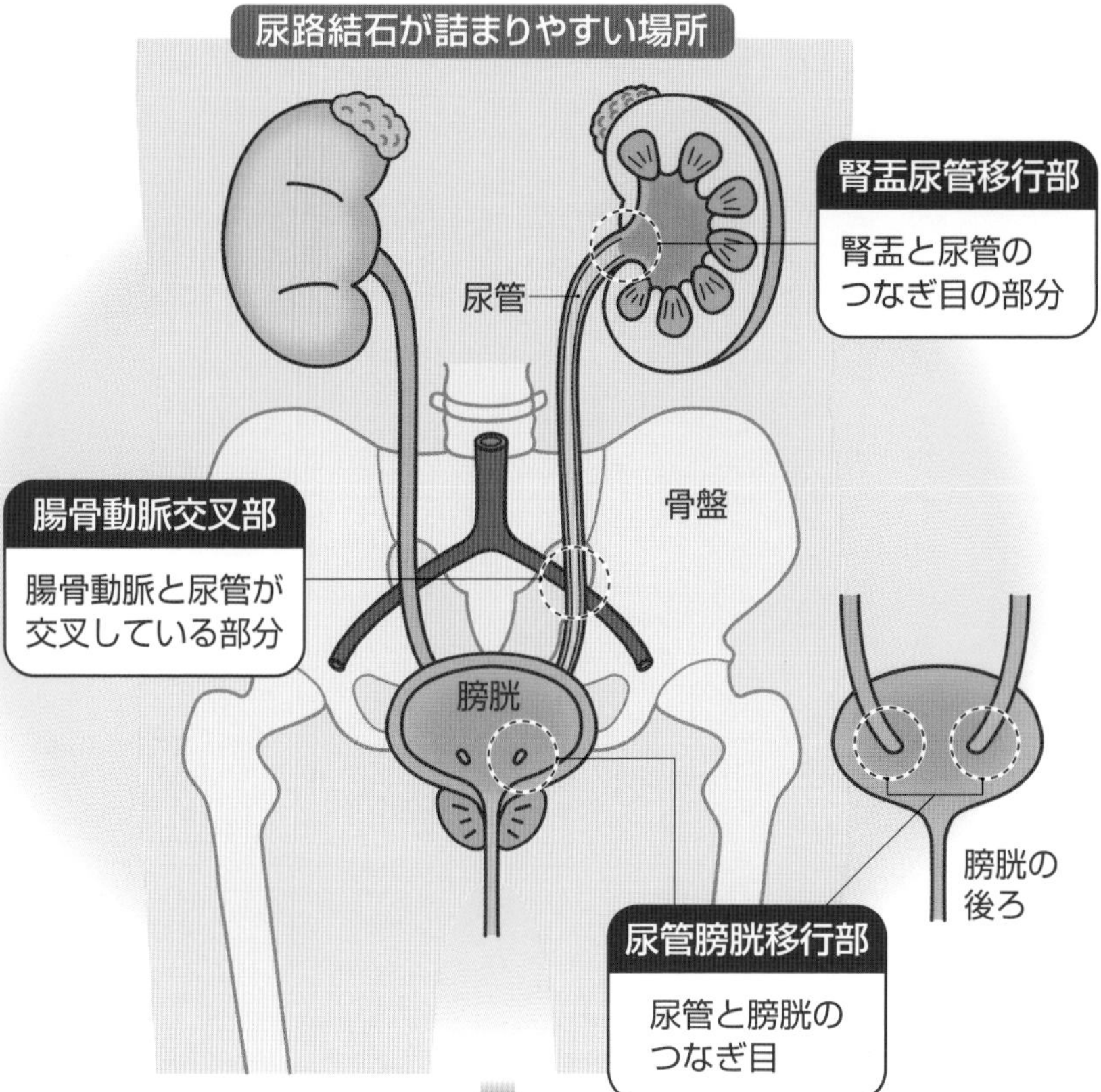

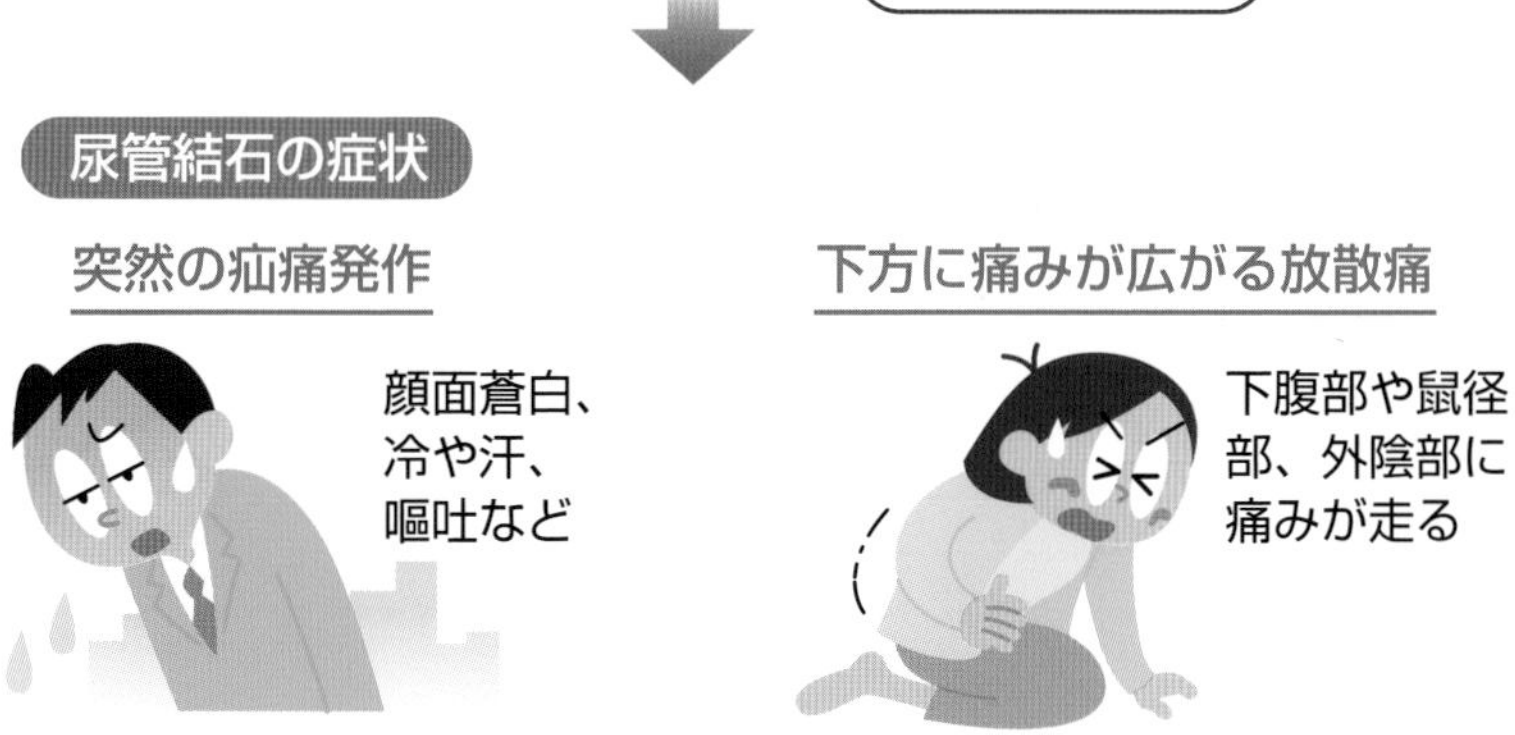
尿管結石の症状
突然の疝痛発作
顔面蒼白、冷や汗、嘔吐など
下方に痛みが広がる放散痛
下腹部や鼠径部、外陰部に痛みが走る

膀胱結石

膀胱結石には、腎結石が尿管を流れて膀胱まで落ちてきたものと、膀胱内で新たにつくられるものがあります。下部尿路結石のほとんどが膀胱結石で、高齢の男性に多くみられます。膀胱にできる結石は、上部尿路結石に比べてカルシウム結石の割合が少なく、リン酸マグネシウムアンモニウム結石や尿酸結石が多いのが特徴です。

尿管から落ちてきた結石は、多くはそのまま尿道から尿と一緒に自然に排泄されます。

膀胱内でつくられる結石は、尿の流れが悪くなり、膀胱内に尿が滞留し、尿の濃度が濃くなることから起こります。尿が濃縮された状態が長く続くことで、尿の成分が結晶化し、結石をつくるのです。

膀胱に尿が溜まる原因としては、次のような病気が考えられます。

●前立腺肥大症……加齢とともに前立腺が肥大するもの。この肥大が尿道を圧迫し、尿の出が悪くなる。

●尿道狭窄……尿道が狭くなり、尿が出にくくなるもので、男性にみられる。先天性のものと、外傷や感染症によるものがある。また、尿道カテーテルを挿入後に起こることもある。

●神経因性膀胱……排尿に関わる神経のトラブルにより、排尿障害が起こるもの。尿が出にくくなったり、逆に頻尿になったりする。

このほかにも、膀胱内に異物があると、異物を核にしてその周りに結石の成分が付着し、結石をつくることがあります。異物の原因としては、尿道カテーテルの長期留置や、手術の際に使用した糸やクリップなどが挙げられます。

膀胱結石の症状としては、頻尿や排尿困難、排尿痛、残尿感、血尿、下腹部の不快感などがあり、いずれも膀胱炎と似ています。膀胱に結石があると、膀胱炎を合併することも多いため、症状だけで膀胱結石を診断するのは難しいといえます。

膀胱結石—高齢の男性に多くみられる

膀胱内でつくられる結石は、尿の流れが悪くなり、膀胱内に尿が滞留し、尿の濃度が濃くなることから起こる

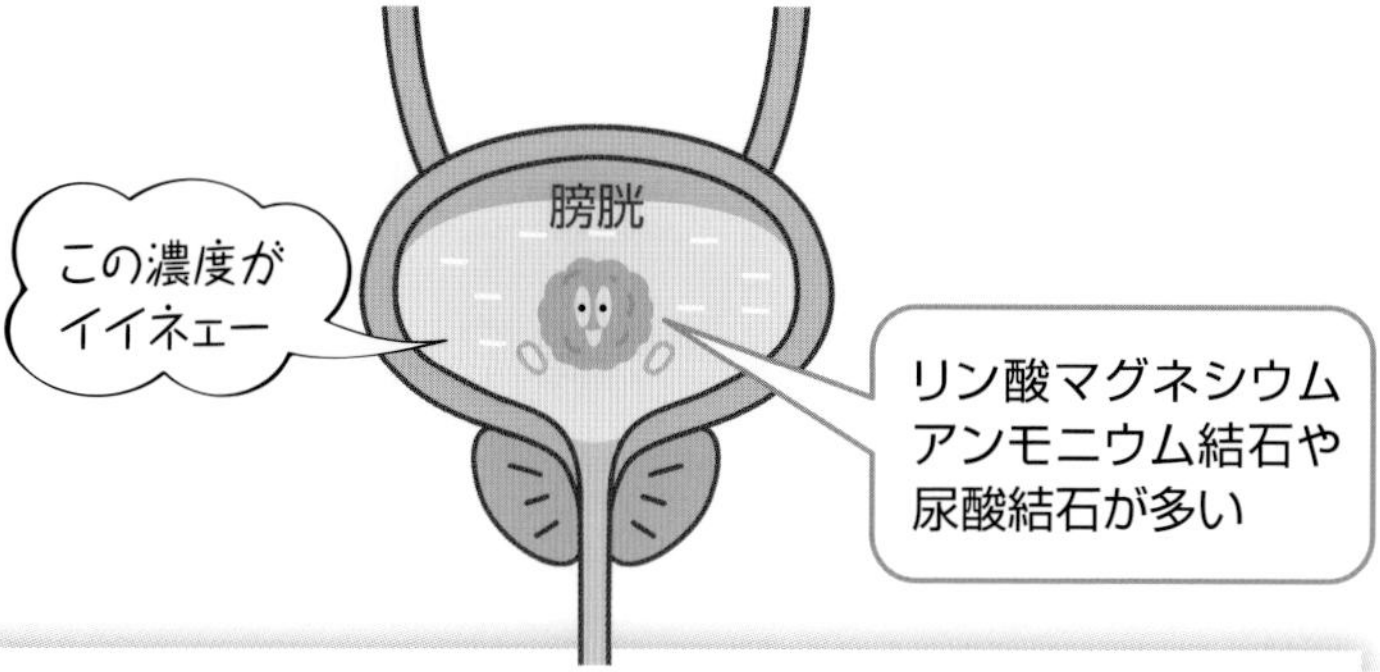

その原因は主に3つ

1 前立腺肥大症

加齢とともに前立腺が肥大し、尿道を圧迫。尿の出が悪くなる

2 尿道狭窄

先天性のものと、外傷や感染症などにより尿道が狭くなり、尿が出にくくなる。男性に多くみられる。また、尿道カテーテルを挿入後に起こることもある

3 神経因性膀胱

排尿に関わる神経の機能に問題を起こし、排尿に障害が現れる

尿管結石の症状

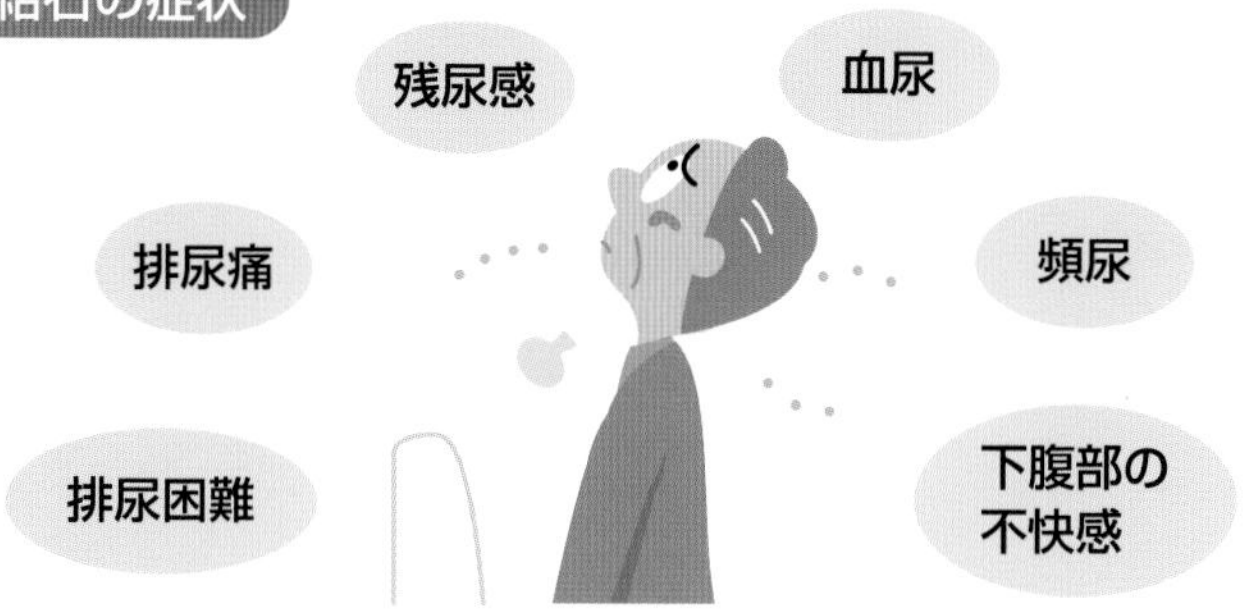
残尿感
血尿
排尿痛
頻尿
排尿困難
下腹部の不快感

尿道結石

尿道結石とは、尿路のいちばん最後にあたる尿道に結石がとどまったものです。膀胱結石が落ちてきてとどまったものと、尿道憩室《けいしつ》で結石がつくられるものがありますが、ほとんどは膀胱から落ちてきた結石です。また、尿道憩室とは、尿の圧力によって、尿道の壁の薄い部分が外に向かって袋状に飛び出したものをいいます。尿道憩室で結石ができることはまれです。

結石の成分は、膀胱結石と同様、リン酸マグネシウムアンモニウム結石や尿酸結石がほとんどを占めます。

尿道結石は圧倒的に男性に多く、女性にはほとんどみられません。これは、尿道のつくりが男性と女性とでまったく異なるからです。

女性の尿道は3～4㎝と短いのですが、男性の尿道は18～25㎝もあります。尿道結石の多くは尿と一緒に自然に流れ出ていきますが、男性は尿道が長く狭いため、結石がとどまりやすいのです。

尿道結石ができると、結石が尿道を塞ぐため、尿が出にくくなったり、強い排尿痛が起こったりします。また、排尿に時間がかかり、肉眼でわかる血尿などもみられます。尿道が完全に詰まると、尿閉といって尿がまったく出なくなることがあり、この場合は緊急処置が必要になります。

また、男性の尿道には、外尿道括約筋という筋肉に囲まれた部分があり、この部分より奥を後部尿道、尿の出口に近い方を前部尿道といいます。後部尿道に結石がある場合は、膀胱内へ結石を押し戻し、膀胱結石として治療します。

前部尿道にある結石は、外から摘出できる場合があり、鉗子などでつまんで摘出したり、外から圧迫して絞り出すこともあります。ただし、尿道が傷つく恐れがある場合は、膀胱内に押し戻してから治療します。

尿道結石—圧倒的に男性に多い結石

男性は女性と比べて尿道が長いため、結石がとどまりやすい

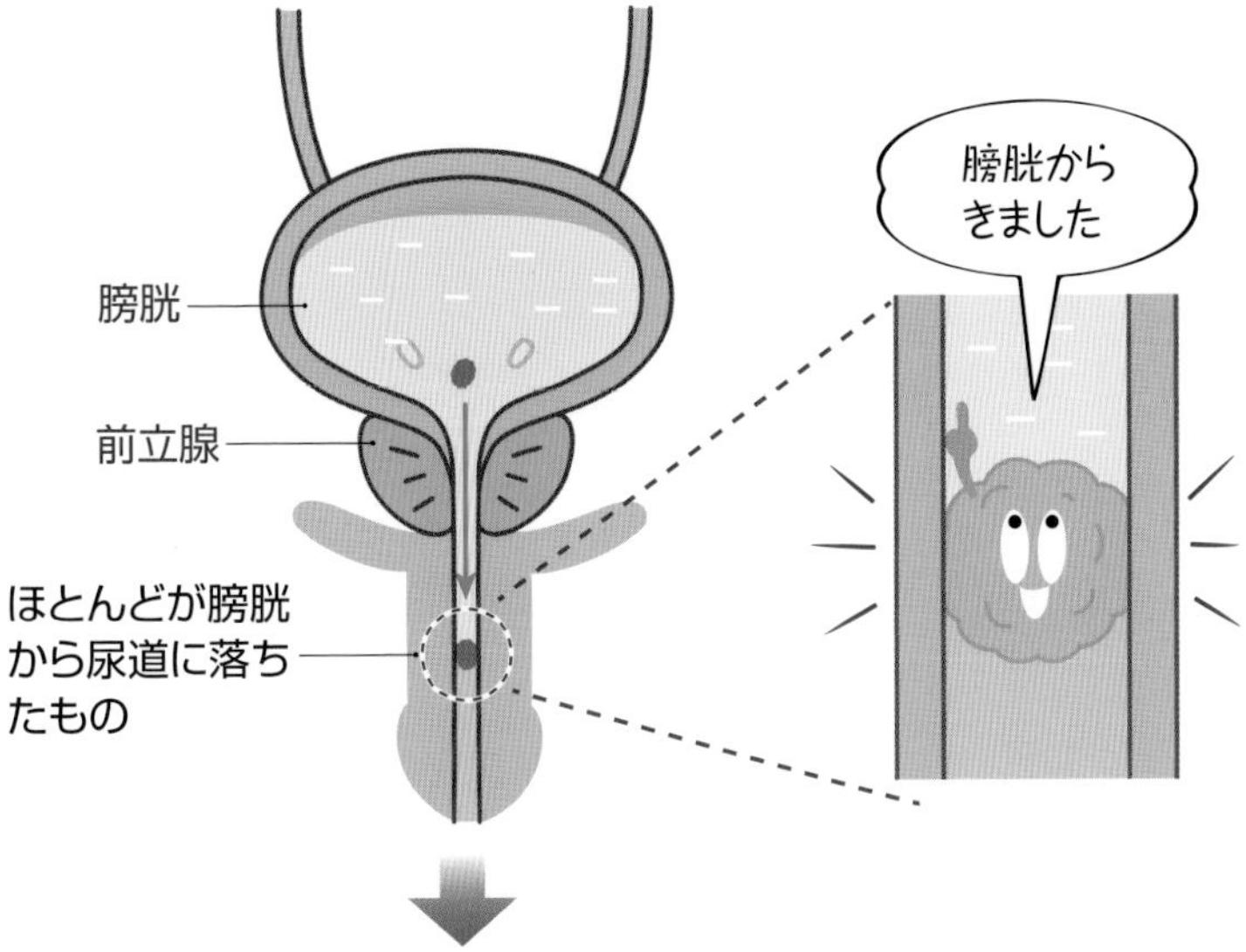
膀胱
前立腺
ほとんどが膀胱から尿道に落ちたもの
膀胱からきました

尿道結石の症状

尿が出にくい

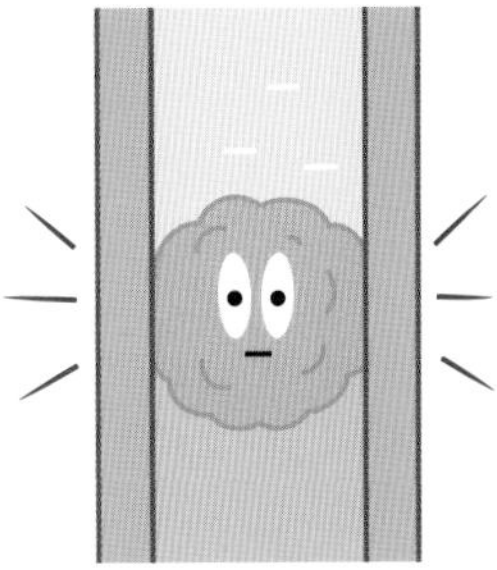

結石が尿道をふさぐ

排尿痛

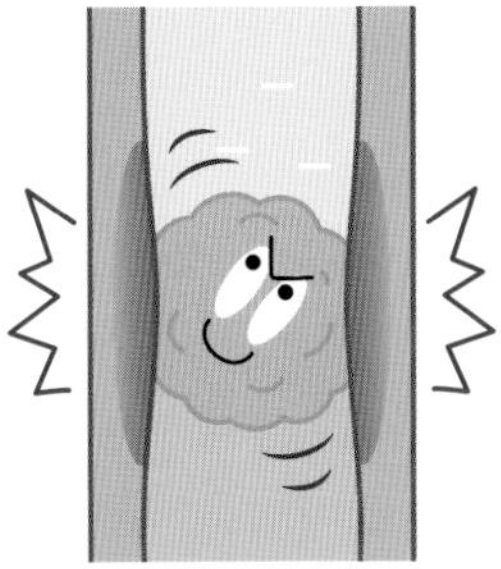

結石が動いたり、炎症を起こす

血尿

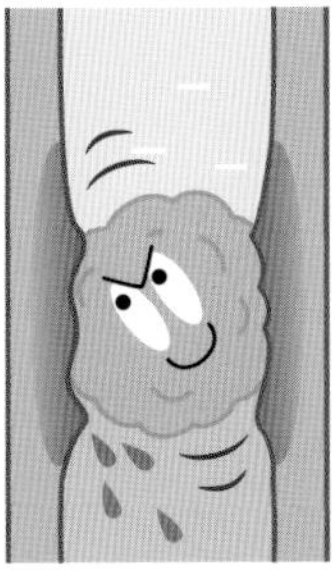

結石が尿道を傷つけ、炎症を起こし出血させる

尿道が完全に詰まると、尿はまったく出なくなる（尿閉）。この場合は緊急処置が必要となる！！

尿路結石症を招く生活習慣

動物性たんぱく質・脂肪の過剰摂取

尿路結石は、高血圧や糖尿病、脂質異常症などと同じ生活習慣病の1つとして考えられています。なぜなら、食生活や運動習慣の影響が大きいことがわかってきたからです。

食生活で指摘されているのが、動物性食品の過剰摂取です。

かつては、動物性たんぱく質のとり過ぎが、シュウ酸カルシウム結石を引き起こすと考えられていました。動物性たんぱく質をとり過ぎると、結石を抑制するクエン酸*が減少するとともに、結石のもとになるカルシウムや尿酸が尿中に増加するからです。

しかし最近は、動物性たんぱく質と一緒にとることになる動物性脂肪の方が、シュウ酸カルシウム結石の形成をより促すことがわかってきました。

脂肪は体内で脂肪酸に分解され、腸に届きます。脂肪酸にはカルシウムと結合しやすい性質があり、腸内でカルシウムと結合して、便と一緒に排泄されます。一方で、シュウ酸にも、カルシウムと結合しやすい性質があります。食べ物からとったシュウ酸の一部は腸から吸収され、尿中に排泄されますが、腸内でカルシウムと結合した場合は、シュウ酸カルシウムが形成されます。腸内でできたシュウ酸カルシウムは、便として排泄されます。

つまり、腸内に脂肪酸が多いと、シュウ酸と結合するはずのカルシウムが脂肪酸に奪われ、より多くのシュウ酸が尿中に排泄されることになります。結果、尿中でカルシウムと結合し、シュウ酸カルシウム結石へと成長してしまうのです。

シュウ酸カルシウム結石を防ぐためには、動物性食品をとり過ぎないことが大切です。

用語解説 クエン酸　酢や柑橘類などに含まれる酸味成分の1つ。体内では、糖を代謝してエネルギーに換えたり、疲労物質を分解したりする作用がある。

動物性たんぱく質、脂肪のとり過ぎが結石を生む理由

その1

動物性たんぱく質を
過剰摂取すると…

カルシウムと尿酸が
増えるが…

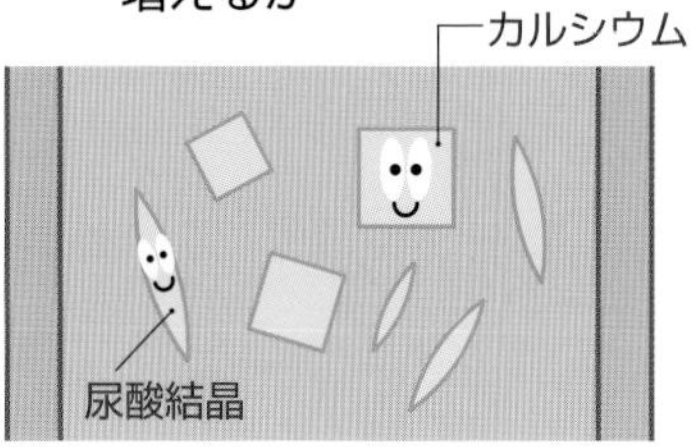

結石を防ぐ役目のクエン酸
は減る

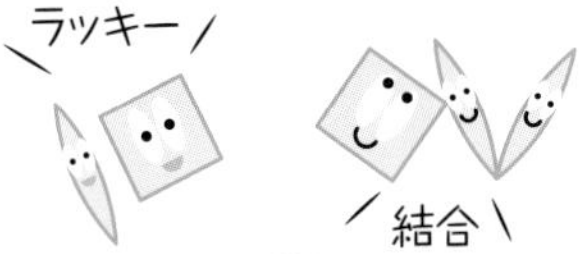

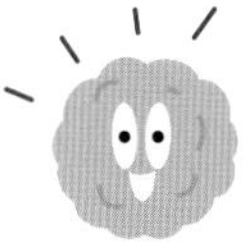

結石ができ
やすくなる

結晶の結合がすすむ

その2

動物性脂肪を過剰摂取
すると…

動物性脂肪は体内で脂肪
酸になり、腸に到達

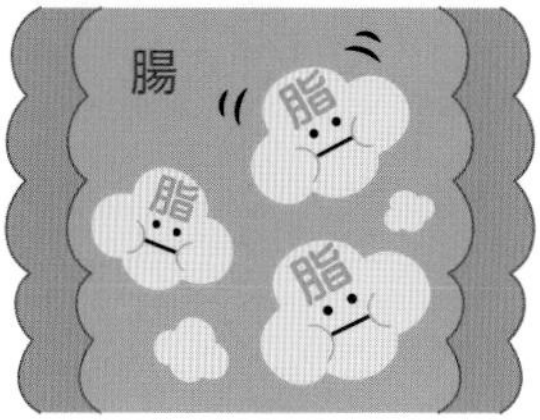

腸内でカルシウム
と結合、便として
排泄

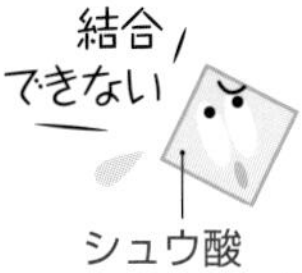

カルシウムと結合
して便として排泄
されるはずだった
シュウ酸は尿へ排泄

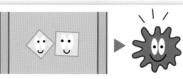

尿中でカルシウムと結合した
シュウ酸は結石へと成長する

カルシウム不足

食生活ではもう1つ、カルシウム不足も結石の形成に大きく影響します。

シュウ酸カルシウム結石は、尿中でシュウ酸やカルシウムが飽和状態になることで形成されます。ならば、食事からとるシュウ酸やカルシウムをできるだけ控えれば、結石も予防できるのでは？と考えられます。実際に、以前はカルシウムを控えめにすることが結石予防につながるとされていました。

しかし､結石のメカニズムがわかってくるにつれ、カルシウムはむしろ積極的にとるべきであることがわかってきたのです。

シュウ酸カルシウム結石には、シュウ酸というもう1つの主成分があります。食べ物からとったシュウ酸は、一部が腸で吸収され、尿中に排泄されます。そして、尿中でカルシウムと結合することで、シュウ酸カルシウム結石になります。結石をつくらないためには、尿中に出てくるシュウ酸を減らさなければなりません。

しかし、シュウ酸はほとんどの食品に含まれているため、シュウ酸を控えようとすると、極端な偏食につながる可能性があります。

そこで、前項でも説明したように、腸内でシュウ酸と結合するためのカルシウムが必要になってくるのです。

腸内にカルシウムが豊富にあれば、シュウ酸は腸内でカルシウムと結びつき､便として排泄されます。カルシウムを積極的にとり、便として排泄されるシュウ酸カルシウムを増やせば、尿中に排泄されるシュウ酸を減らすことができ、結果としてシュウ酸カルシウム結石の予防につながります。

ただし、カルシウムをとり過ぎると、尿中のカルシウムも増え過ぎ、結石ができやすくなります。結石予防に最適なカルシウム摂取量は、1日600～800㎎とされています（138頁参照）。

適度なカルシウム摂取が結石を防ぐ

腸内にカルシウムがたくさんあると、シュウ酸と
結びついて便として排泄される

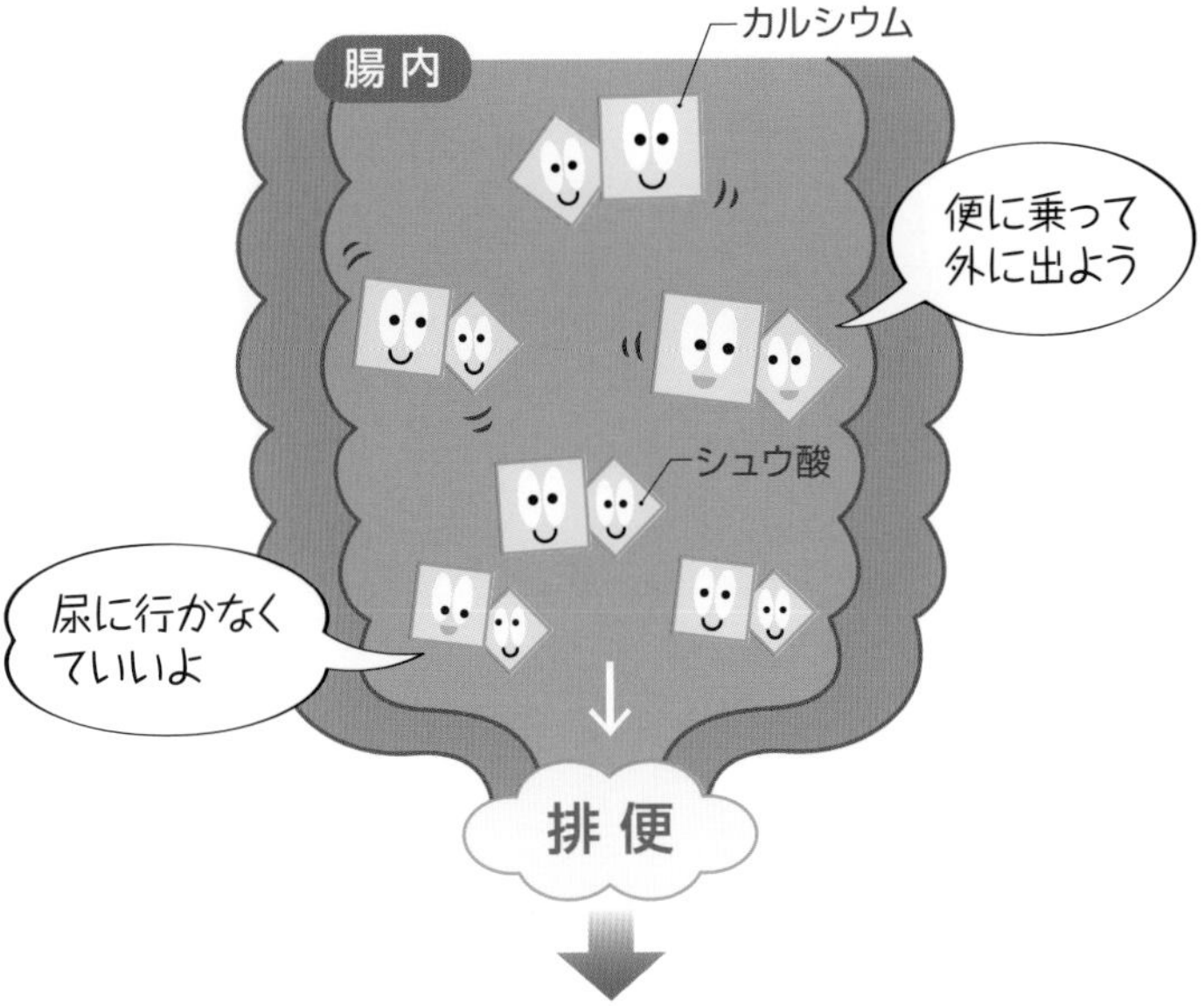

便として排泄されるシュウ酸カルシウムが増えると尿中のシュウ酸を減らすことができる

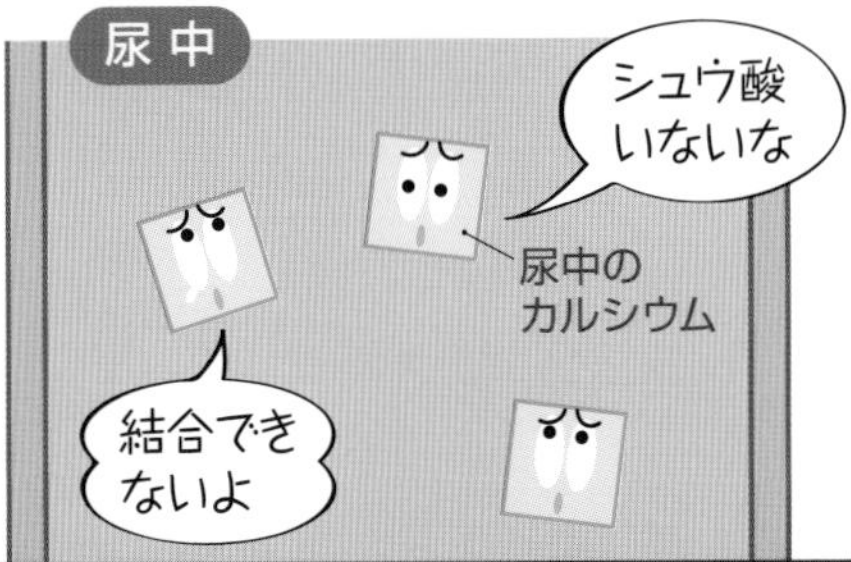
尿中
シュウ酸いないな
尿中のカルシウム
結合できないよ

シュウ酸カルシウム結石ができない!!

カルシウムをとり過ぎると、尿中のカルシウムも増え過ぎ、結石ができやすくなる。結石予防に最適なカルシウム摂取量は、1日600〜800mg

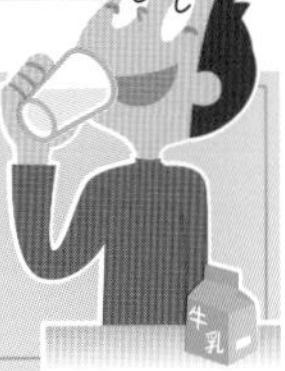
牛乳

肥満と運動不足

尿路結石は肥満とも関連が深く、尿路結石の男性患者の約40％、女性患者の約25％に肥満がみられます。結石患者の肥満率は一般国民よりも明らかに高く、どの年齢層でも同様の傾向がみられます。肥満の人は、そうでない人に比べて尿路結石を発症するリスクが2倍高いという報告もあります。肥満は、尿路結石の大きな危険因子の1つであることは間違いなさそうです。

また、結石患者は高血圧や糖尿病、脂質異常症などの生活習慣病を合併する頻度も高くなっています。メタボリックシンドロームといって、肥満のなかでも内臓に脂肪がつく内臓脂肪型肥満は、複数の生活習慣病を合併しやすいことがわかっていますが、メタボの人は尿路結石もできやすいといえます。

近年はそのことを裏づける根拠として、「インスリン抵抗性」が考えられています。インスリン抵抗性とは、膵臓《すいぞう》から分泌されるインスリンが正常に働かなくなった状態を指し、メタボリックシンドロームの本態ともいわれています。インスリン抵抗性があると、糖尿病や高血圧、脂質異常症、高尿酸血症、さらには心筋梗塞や脳卒中などといった生活習慣病に次々とつながっていきます。尿路結石の場合は、インスリン抵抗性によって尿ｐＨが酸性に傾くため、結石ができやすくなると考えられるのです。

そして、このインスリン抵抗性を引き起こす最大の原因が内臓脂肪型肥満です。食べ過ぎや飲み過ぎ、運動不足といった肥満を招く生活習慣は、糖尿病や高血圧などとともに尿路結石の発症も促すということです。

一方で、運動不足は肥満につながるだけではありません。運動量が少ないと骨量が減少し、尿中にカルシウムが多量に排泄されることで、尿路結石ができやすくなります。尿路結石を防ぐためには、適度な運動が重要です。

メタボの人は尿路結石もできやすい!?

メタボリックシンドロームの基準

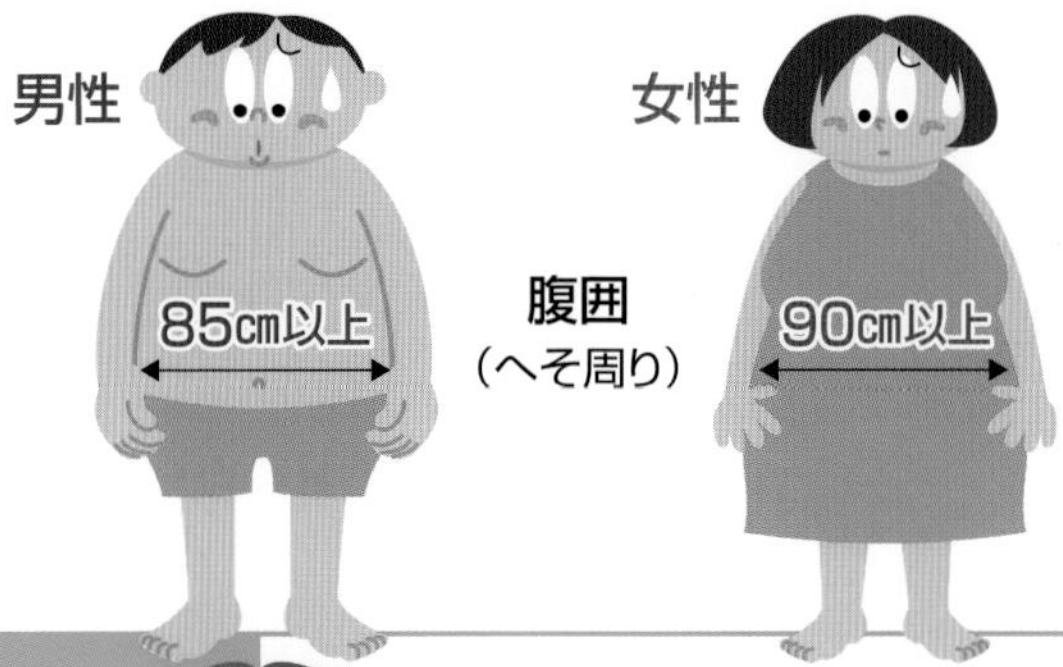

内臓脂肪型肥満

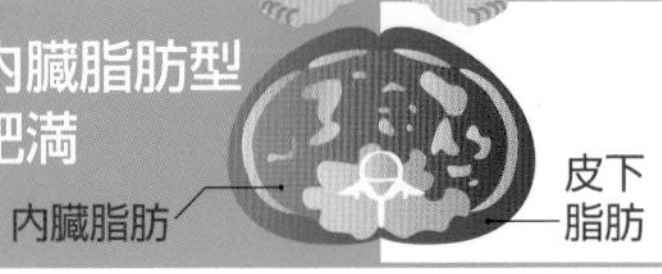

おなかの内臓の周りに脂肪がたまるタイプの肥満。中年以降の男性や閉経後の女性に多い

＋

内臓脂肪の蓄積に加えて下記の2つ以上の項目が当てはまるとメタボリックシンドロームと診断される

脂質異常	中性脂肪	150mg/dℓ以上	のいずれかまたは両方
	HDLコレステロール	40mg/dℓ未満	
高血圧	最高(収縮期)血圧	130mmHg以上	のいずれかまたは両方
	最低(拡張期)血圧	85mmHg以上	
高血糖	空腹時血糖値	110mg/dℓ以上	

＝

メタボリックシンドローム

尿路結石は肥満とも関連が深い。尿路結石の男性患者の約40%、女性患者の約25%に肥満がみられる

尿路結石症を招く危険因子

尿路の障害や変形

生活習慣以外にも、尿路結石にはいくつかの危険因子がわかっています。

腎臓から尿道までの尿路に何らかの障害や変形があると、尿の流れが悪くなり、結石ができやすくなります。ここでは、尿の流れを悪くする主な病気について見ておきましょう。

「腎盂尿管移行部狭窄症」は、腎臓から尿管に流れ出す腎盂尿管移行部が狭くなっているものです。腎盂尿管移行部の筋肉線維の異常や結合組織の異常、腎臓へ血液を運ぶ血管の走行位置の異常などが原因として考えられます。腎盂尿管移行部はもともと狭くなっているのですが、この病気では尿が腎盂から尿管へ流れにくくなるほど狭くなっています。そのため、腎盂に尿が充満し、腎機能が障害される水腎症を引き起こします。

「前立腺肥大症」は、男性の前立腺が加齢とともに肥大してくるもので、肥大した前立腺が尿道を圧迫するため、尿が出にくくなります。症状が進むと、尿を出しきることができず、膀胱に尿がたまった状態になります。さらに進むと、尿が出なくなることもあります。

「神経因性膀胱」は、膀胱を支配する神経が障害されることで、排尿困難や頻尿、尿失禁などを引き起こすものです。膀胱の収縮が弱くなり、膀胱の壁が広がって尿がたまり過ぎる弛緩型と、膀胱に少し尿がたまると反射的に収縮して排尿してしまう痙直《けいちょく》性型《せいがた》があり、結石ができやすいのは弛緩型です。

これらの病気で尿の流れが滞ると、結石だけでなく、尿路感染症も起きやすくなり、いっそう結石のリスクが高まります。

尿の流れを悪くする病気

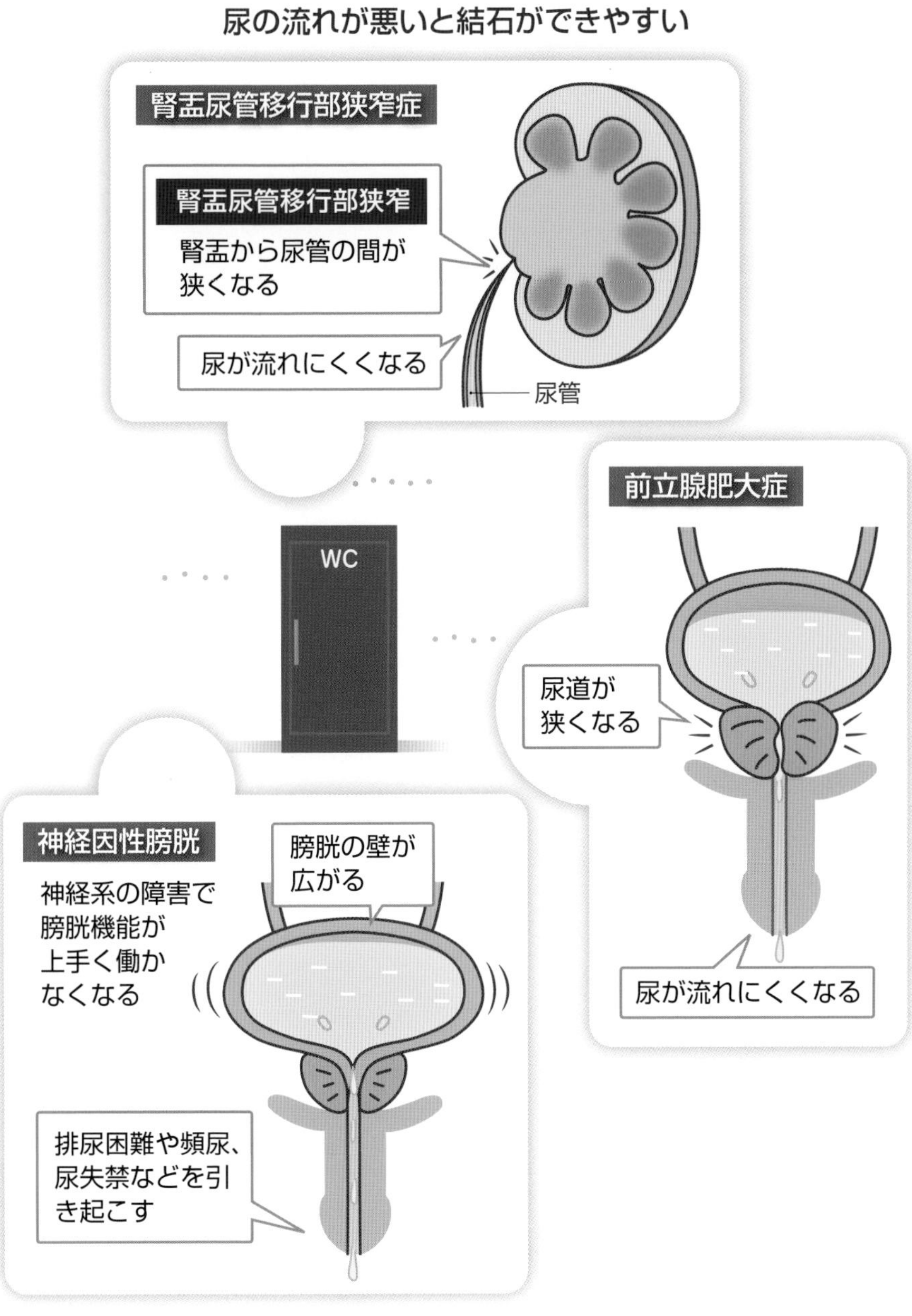

尿の流れが悪いと結石ができやすい

尿が流れにくくなる

尿管

WC

前立腺肥大症

尿道が狭くなる

尿が流れにくくなる

神経因性膀胱

膀胱の壁が広がる

神経系の障害で膀胱機能が上手く働かなくなる

排尿困難や頻尿、尿失禁などを引き起こす

代謝異常

代謝とは、食物や薬からとった物質を体内で分解したり、合成したりする働きをいいます。この代謝が正常に行われず、ある物質が血中や尿中に多過ぎたり、少な過ぎたりするのが代謝異常です。

代謝異常は、尿路結石の最も重要な危険因子とされています。

結石患者によくみられる代謝異常には、「高カルシウム尿症」「高シュウ酸尿症」「高尿酸尿症」「低クエン酸尿症」などがあり、それぞれ結石の形成に深く関与しています。

これらの代謝異常には、明らかな原因疾患や薬剤の影響がある場合と、これらの原因がないのに尿中にカルシウムやシュウ酸、尿酸が多く排泄されたり、尿中のクエン酸濃度が低下したりする場合がありま す。原因疾患や薬剤の影響がわかっている場合は、その疾患を治療すること、あるいは薬剤の投与を中止するなどの対処が重要になります。

明らかな原因のない代謝異常には、肥満の影響も考えられます。肥満のある結石患者は、そうでない患者に比べて低クエン酸尿症以外の代謝異常の頻度が高く、肥満度が増すにつれて高くなっています。肥満と関連するインスリン抵抗性が、尿中の成分に影響を及ぼすと考えられています。

また、食生活の偏りも、代謝異常に大きく影響します。例えば、動物性たんぱく質や動物性脂肪の過剰摂取は、高カルシウム尿や高シュウ酸尿、高尿酸尿、低クエン酸尿を引き起こすことがわかっています。食塩の過剰摂取は、高カルシウム尿症を引き起こします。

また最近は、清涼飲料水や甘いお菓子などに含まれるコーンシロップが、代謝異常に多大なる影響を及ぼしていることがわかってきました。コーンシロップに多く含まれる果糖が、尿中のシュウ酸やカルシウム、尿酸を増加させるのです。

代謝異常は尿路結石の最も重要な危険因子

明らかな原因のない代謝異常には"肥満の影響"が考えられる

肥満と代謝異常

◇肥満度と尿中排泄物質の関係(男性)◇

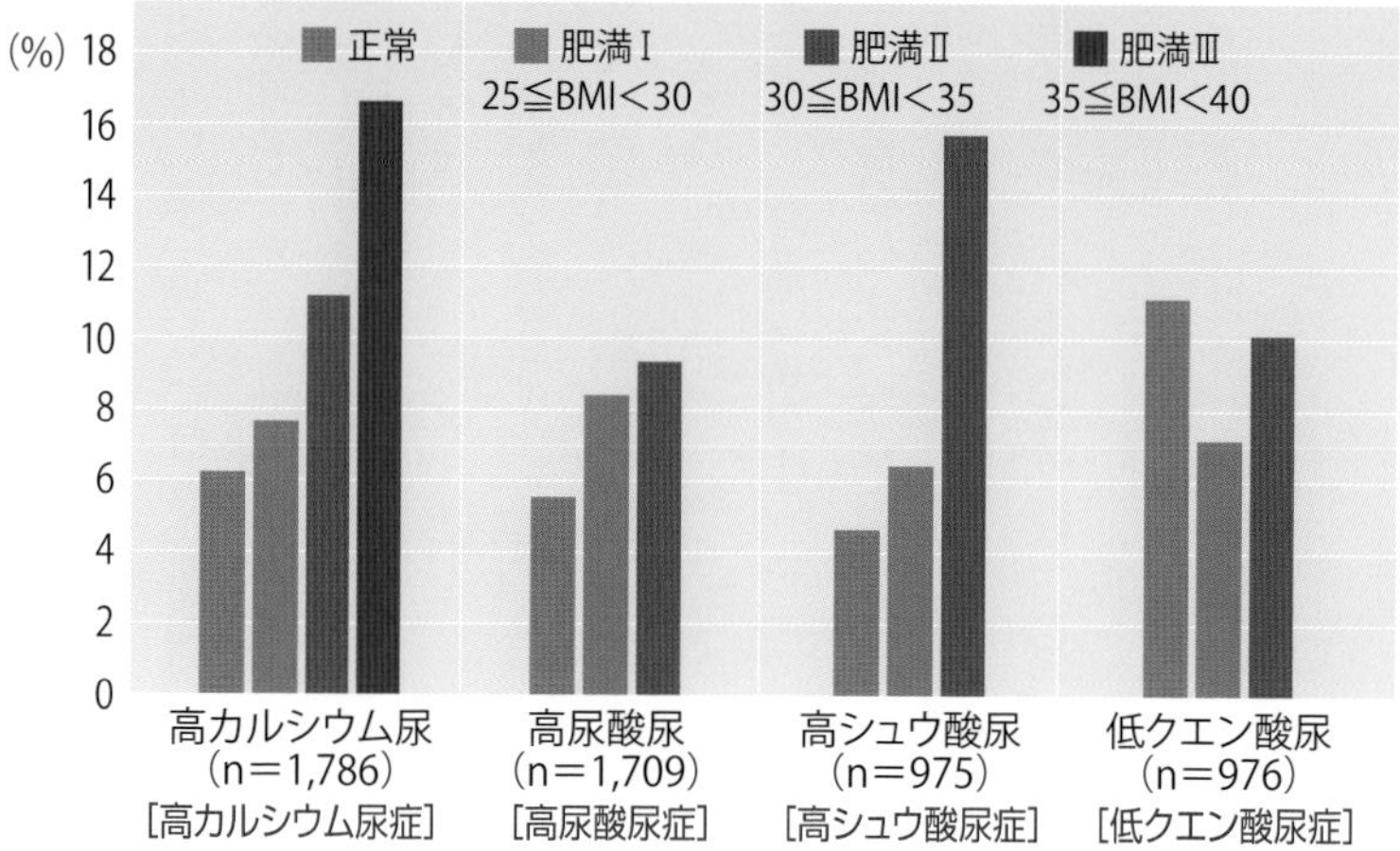

『尿路結石症診療ガイドライン 第2版』2013年版(金原出版)を参考に改変

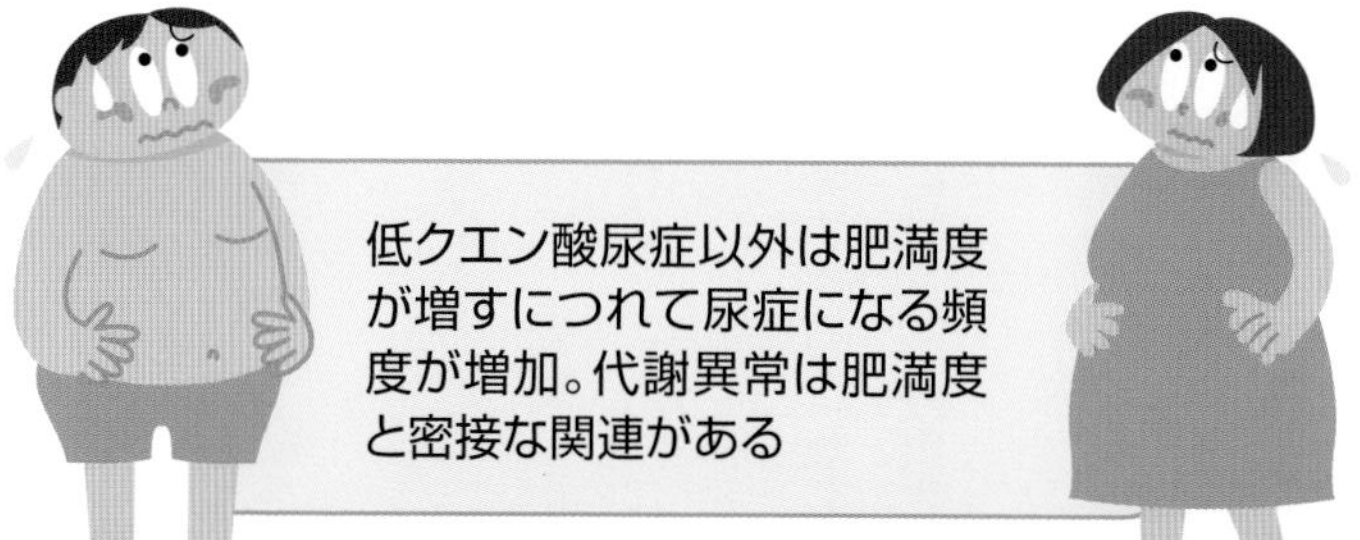

BMI計算の仕方

太っているかどうかは、BMI値からもわかる

BMI値=体重(kg)÷[身長(m)×身長(m)]

※BMI値が18.5未満=低体重、18.5以上 25未満=普通体重、25以上30未満=過体重、30以上=肥満　　BMI値25未満を目指そう!

女性ホルモンの減少

尿路結石は圧倒的に男性に多い病気ですが、女性も更年期を過ぎると尿路結石にかかりやすくなります。閉経後の女性に限ると、男性とほぼ同じ発症率になることがわかっています。

女性の更年期とは、閉経前後の数年~10年ほどの期間をいいます。更年期になると、卵巣機能の衰えから女性ホルモンの分泌が急に減り始め、様々な不調が現れます。その1つが「骨粗しょう症」です。更年期の尿路結石は、この骨粗しょう症が引き起こすと考えられています。

健康な骨は、古い骨が破壊される「骨吸収《こつきゅうしゅう》」と、新しい骨がつくられる「骨形成《こつけいせい》」をくり返すことで、常に新しい骨に生まれ変わっています。これが骨の新陳代謝です。女性ホルモンの1つであるエストロゲンには、この新陳代謝を活発にして、骨の健康を維持する働きがあります。

しかし、閉経時期を迎えてエストロゲンの分泌が減少すると、骨の新陳代謝のバランスが崩れ、骨吸収のスピードに骨形成が追いつかなくなります。骨からカルシウムがどんどん血中に溶け出し、骨がスカスカになる骨粗しょう症を引き起こしてしまうのです。

一方で、血液中のカルシウム濃度は、常に一定に保たれているので、過剰に溶け出したカルシウムは尿中に排泄され、カルシウム結石の原因となります。

また、女性ホルモンには、結石ができるのを抑えるクエン酸を増やす働きもあります。女性に尿路結石が少ないのには、この働きも関係していると考えられています。

しかし、更年期を過ぎて女性ホルモンが減少すると、クエン酸の量も減ってしまいます。

このように女性は、更年期以降、尿中のカルシウム増加とクエン酸減少という危険因子が重なることで、尿路結石にかかりやすくなるのです。

女性は更年期を過ぎると結石ができやすい

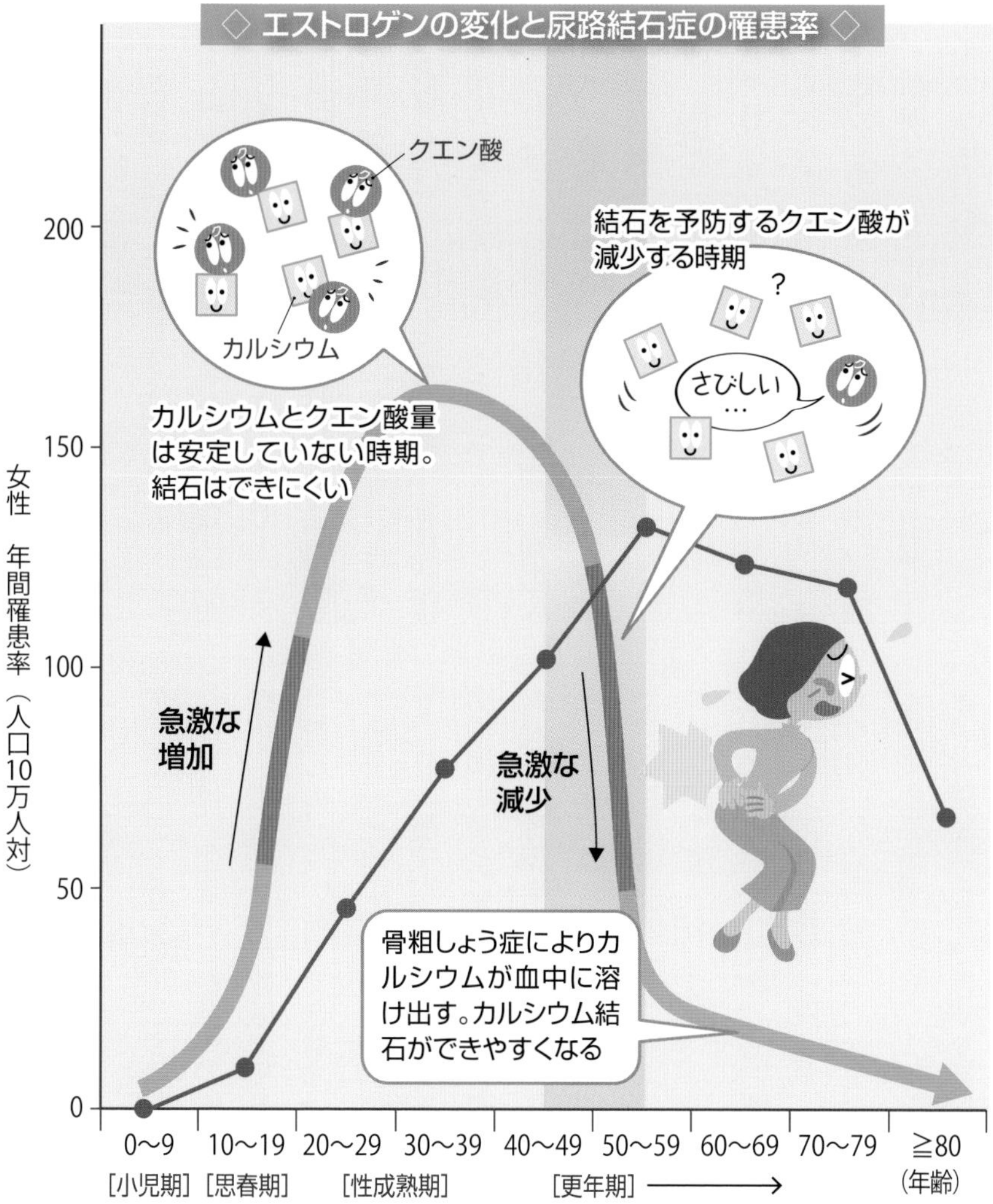

『尿路結石症診療ガイドライン 第2版』2013年版（金原出版）を参考に作成

女性は、更年期以降、尿中のカルシウム増加とクエン酸減少という危険因子が重なることで、尿路結石にかかりやすくなる

尿のpH

尿のpHも結石形成に影響します。

「pH」とは、水溶液の性質、つまり酸性・アルカリ性の程度をあらわす1つの単位です。0～14までの数値で表現され、pH7を中性とし、これより低い方を酸性、高い方をアルカリ性としています。pH7より低ければ低いほど酸性が強く、高ければ高いほどアルカリ性が強いということです。

健康な人の尿は、pH6・0くらいで、弱酸性です。しかし、食事の内容によってpH4・5～7・5の間を変動するといわれています。

一般には、肉類や乳製品など動物性食品を多くとると酸性に傾き、野菜や果物、海草など植物性食品を多くとるとアルカリ性に傾くとされています。また、発熱をともなう疾患、激しい運動後や激しい発汗、下痢、飢餓などのときは酸性に、食後や嘔吐後などはアルカリ性に傾きます。

尿pHと関連が深い結石は、リン酸カルシウム結石、リン酸マグネシウムアンモニウム結石、尿酸結石、シスチン結石です。シュウ酸カルシウム結石については、生理的な範囲内であれば、尿pHが多少変化してもあまり影響はありません。

アルカリ性の尿でできやすいのは、リン酸カルシウム結石とリン酸マグネシウムアンモニウム結石です。リン酸マグネシウムアンモニウム結石は、尿素分解菌の感染によって形成されますが、この尿素分解菌は、尿素をアンモニアと二酸化炭素に分解します。分解によってできたアンモニアが尿をアルカリ性に導くため、リン酸マグネシウムアンモニウム結石ができやすくなります。

一方、酸性尿でできやすいのは、尿酸結石とシスチン結石です。肥満、糖尿病、高血圧、脂質異常症、高尿酸血症や痛風など、メタボリックシンドローム*を招く生活習慣病が多い人ほど、尿が酸性に傾きやすく、尿酸結石ができやすくなります。

用語解説　メタボリックシンドローム　内臓脂肪型肥満に、高血糖、高血圧、脂質異常のうち2つ以上を合併した状態をいい、動脈硬化のリスクを高めるとされている。

結石形成に影響する尿のpH（ペーハー）

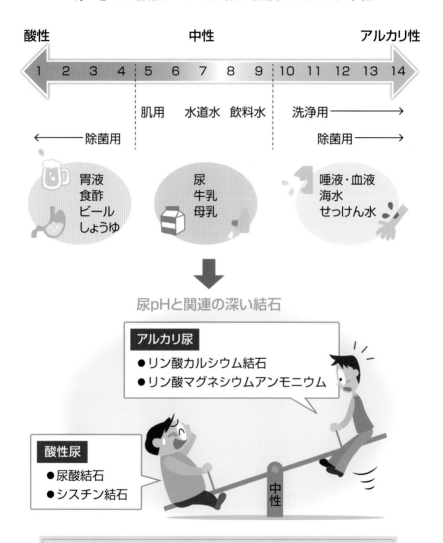

「pH」とは酸性・アルカリ性の程度をあらわす単位

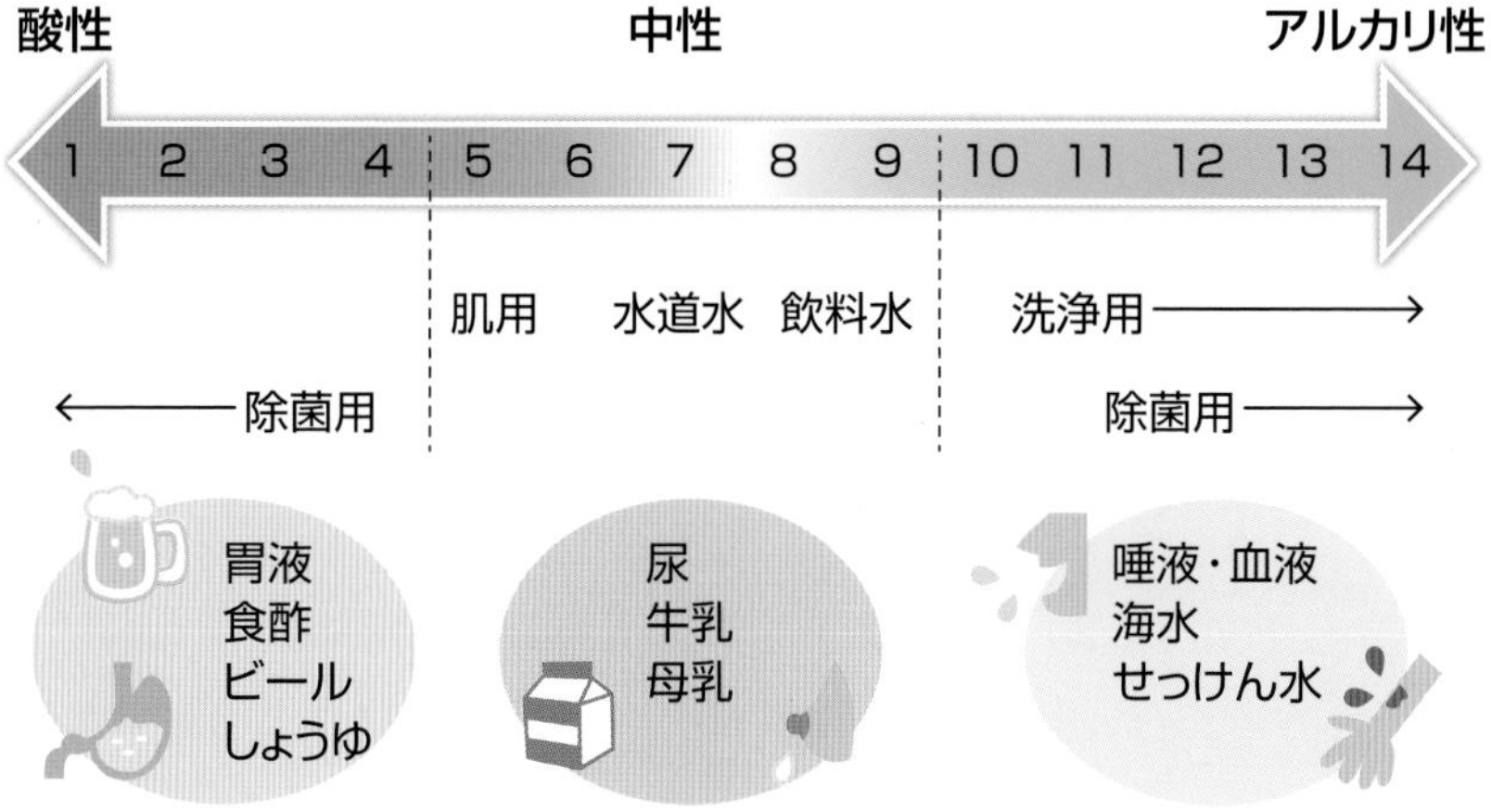

尿pHと関連の深い結石

生活習慣病を示す数値が高い人ほど、尿が酸性に傾きやすく、尿酸結石ができやすくなる

遺伝的要因と薬剤の影響

尿路結石のなかには、遺伝性が明らかなものもあります。

シスチン結石の原因となるシスチン尿症は、先天的（生まれつき）なアミノ酸の代謝異常です。シスチン尿症では、尿細管の機能異常によって、シスチン、リジン、オルニチン、アルギニンといったアミノ酸が尿細管で再吸収されず、尿中に大量に排泄されます。このうち、水に溶けにくいシスチンが結晶化し、シスチン結石を形成します。

シスチン結石は尿路結石の約1％しかみられないまれな病気ですが、10代あるいはそれ以前で発症することがあります。また、大きなサンゴ状結石になりやすく、再発をくり返すのが特徴です。

キサンチン結石の原因となるキサンチン尿症も、まれな遺伝性疾患です。キサンチン尿症では、プリン体の代謝異常によって、キサンチン*が大量に尿中に排泄され、結石をつくります。

また、遺伝性が明らかでない場合でも、結石形成に遺伝的要因があることがわかっています。家族では食生活など生活環境が似ているため、家族内で尿路結石が多発することもあります。

一方で、薬剤の影響で尿路結石ができることもあります。副腎皮質ホルモン薬や、骨粗しょう症などに用いられるビタミンD製剤は、高カルシウム尿症を生じることがあり、カルシウム結石の形成を促進することがあります。副腎皮質ホルモン薬には、炎症を抑える作用やアレルギーを抑える作用、免疫を抑制する作用などがあり、様々な炎症性疾患やアレルギー疾患、自己免疫疾患、リウマチ性疾患などに広く使われています。

その他にも、一部の痛風・高尿酸血症の治療薬では尿酸結石が、緑内障やメニエール病の治療薬ではリン酸カルシウム結石ができやすくなります。これらの薬を長期間服用するときは、注意が必要です。

用語解説

キサンチン　体内で、プリン体が分解されて尿酸になるまでの過程でつくられる代謝産物。

遺伝的要因と薬剤の尿路結石のリスク

遺伝による結石のリスク

■シスチン結石	先天的なアミノ酸（シスチン）の代謝異常により、シスチンが結晶化 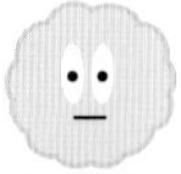
■キサンチン結石	先天的なプリン体の代謝異常により、キサンチンが尿中に大量に排泄される 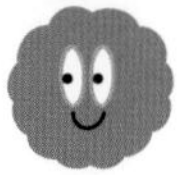

薬剤による結石のリスク

結石を招きやすい薬剤

薬剤名	結石の種類
●副腎皮質ホルモン薬	ネフローゼ症候群、リウマチ、膠原病などの治療薬 カルシウムとリンの尿中への排泄を促進するため、カルシウム結石ができやすくなる 
●活性型ビタミンD_3 ●カルシウム製剤	骨粗しょう症などの治療薬 高カルシウム尿を招き、カルシウム結石ができやすくなる 
●プロベネシド ●ブコローム ●ベンズブロマロン	痛風、高尿酸血症などの治療薬 血液中の尿酸を尿中に排泄させるため、酸性尿になり尿酸結石ができやすくなる 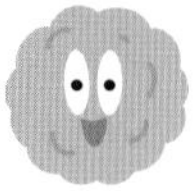
●アセタゾラミド	緑内障、メニエール病、てんかんなどの治療薬 尿中へのカルシウム、リンの排泄を増やすため、リン酸カルシウム結石ができやすくなる 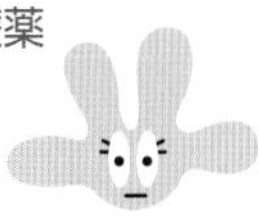
●ケイ酸アルミン酸マグネシウム	胃炎、胃潰瘍、十二指腸潰瘍の治療薬 長期の大量服用でケイ酸結石を招くことがある 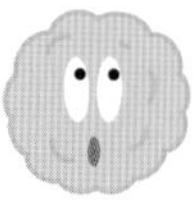

尿路結石症に関わる病気

副甲状腺機能亢進症とクッシング症候群

尿路結石に関わる病気はいろいろありますが、副甲状腺機能亢進症はカルシウム結石と関連の深い病気です。

副甲状腺は、甲状腺の後ろ側にあるごく小さな内分泌器官です。左右の上下に2つずつ、合計4つあり、副甲状腺ホルモンを分泌しています。

副甲状腺ホルモンの役目は、血液中のカルシウム濃度をコントロールすることです。健康な人では、血液中のカルシウムが減ってくると、副甲状腺ホルモンの分泌が増加し、骨に蓄えられているカルシウムを血液中に溶かし出すことで、カルシウム濃度を正常な状態に保ちます。

副甲状腺機能亢進症とは、4つある副甲状腺のいずれかが肥大して、副甲状腺ホルモンが過剰に分泌されるようになる病気です。血液中には十分にカルシウムがあるのに、ホルモンが必要以上に分泌されるため、骨からカルシウムが溶け出して、血液中のカルシウム濃度が異常に高くなります。結果、尿中に大量のカルシウムが排泄され、カルシウム結石ができやすくなるのです。

クッシング症候群も、カルシウム結石をできやすくする病気の1つです。

クッシング症候群とは、副腎皮質ホルモンの1つであるコルチゾール*の分泌が、慢性的に過剰になってしまうものをいいます。コルチゾールには、尿細管からのカルシウムの再吸収を抑えるとともに、副甲状腺を刺激して、副甲状腺ホルモンの分泌を促す作用があります。そのため、血液中のカルシウム濃度が高くなり、尿中のカルシウムが増えて、カルシウム結石ができやすくなります。

用語解説 コルチゾール　糖やたんぱく質、脂質の代謝や血圧を調節する働きがある。ストレスを受けると分泌量が増え、体温や心拍数、血圧、血糖値などの上昇を促す。

副甲状腺機能亢進症とクッシング症候群、結石形成との関係

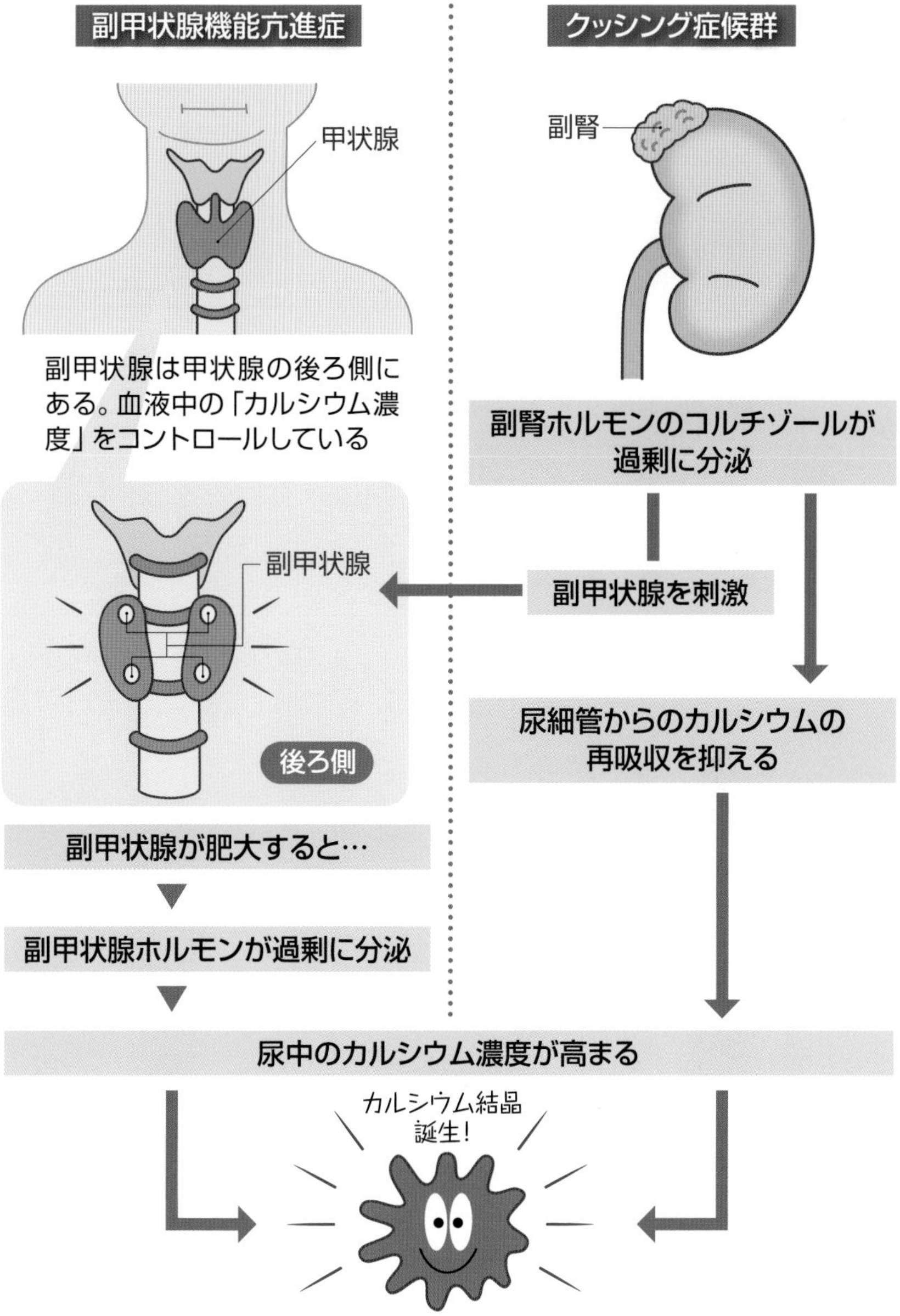
副甲状腺機能亢進症
甲状腺
副甲状腺は甲状腺の後ろ側にある。血液中の「カルシウム濃度」をコントロールしている
副甲状腺
後ろ側
副甲状腺が肥大すると…
副甲状腺ホルモンが過剰に分泌
クッシング症候群
副腎
副腎ホルモンのコルチゾールが過剰に分泌
副甲状腺を刺激
尿細管からのカルシウムの再吸収を抑える
尿中のカルシウム濃度が高まる
カルシウム結晶誕生！

痛風と高尿酸血症

痛風と高尿酸血症は、尿酸結石と関連の深い病気です。ただし、尿酸結石はカルシウム結石の核になりやすいため、尿酸結石ができるとカルシウム結石もできやすくなります。

高尿酸血症とは、血液中の尿酸値が7・0㎎／㎗を超えた状態をいいます。高尿酸血症は圧倒的に男性に多く、とくに中年以降に多くみられます。しかし、近年は若年化の傾向もあり、30代で発病することも少なくありません。

私たちの体内では、日々、尿酸がつくられ、排泄されています。この産生と排泄のバランスを保ちながら、体内には常に一定量の尿酸が蓄積されています。しかし、何らかの原因で尿酸が過剰につくられたり、排泄が滞ったりすると、余分な尿酸が血液中に増えてきます。

尿酸は水や血液に溶けにくい性質があるため、溶けきらなかった尿酸は結晶をつくり、関節や腎臓などに少しずつたまっていきます。やがて関節にたまった尿酸結晶が炎症を起こすと、「痛風」と呼ばれる激痛発作を引き起こします。

このような流れから、血液中にできた尿酸結晶が尿路結石になると思われがちですが、そうではありません。

高尿酸血症やメタボリックシンドロームになると、インスリン抵抗性などにより、尿のｐＨが酸性に傾きやすくなります。もともと水にとけにくい尿酸がさらに溶けにくくなるため、結石をつくりやすくなるのです。

また、高尿酸血症の治療薬には、体内で尿酸がつくられるのを抑える「尿酸生成抑制薬」と、体内でつくられた尿酸を排泄しやすくする「尿酸排泄促進薬」があります。尿酸排泄促進薬を服薬すると、尿中に排泄される尿酸が増えるため、尿路結石ができやすくなります。

痛風と高尿酸血症と尿酸結石形成との関係は？

痛風や高尿酸血症の人がメタボリックシンドロームになると…

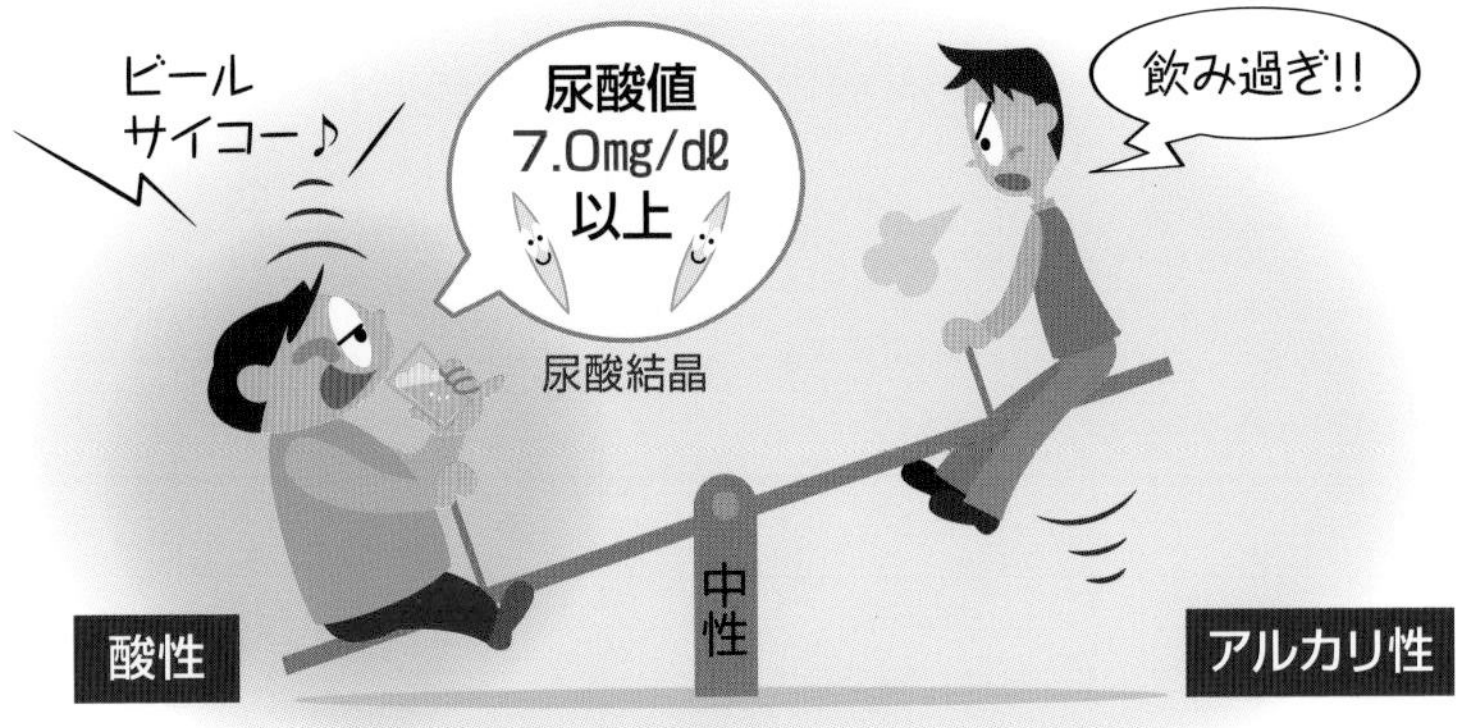

尿のpHは酸性に傾きやすくなる

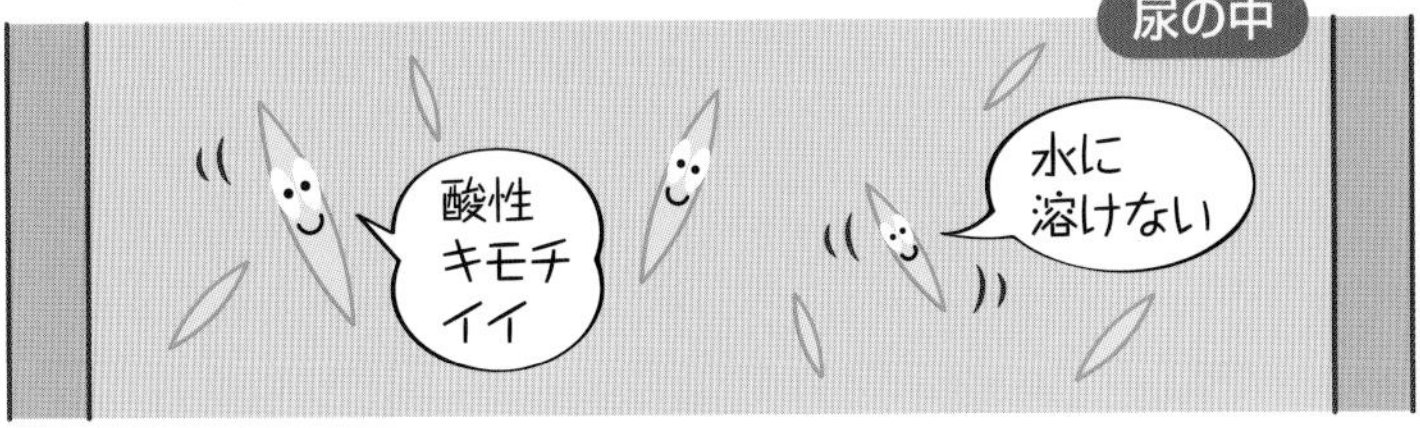

すると水に溶けにくい尿酸はさらに溶けにくくなる

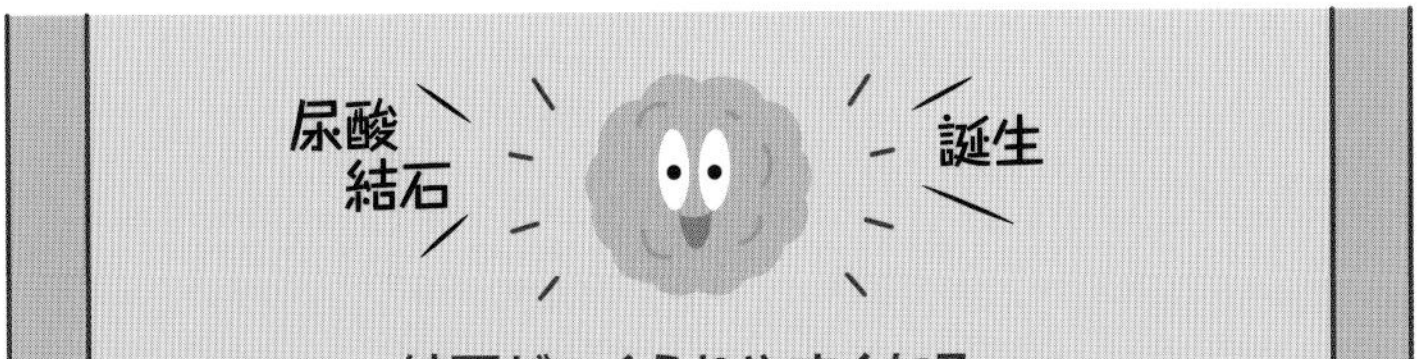

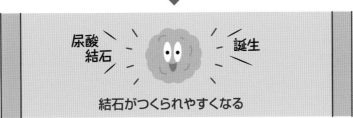

結石がつくられやすくなる

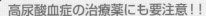

高尿酸血症の治療薬にも要注意！！

治療薬のひとつ「尿酸排泄促進薬」を服薬すると尿中に排泄される尿酸が増えるため、結石ができやすくなる！！

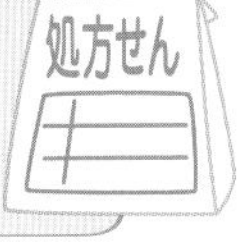

尿路感染症

尿路感染症とは、尿路に大腸菌やブドウ球菌、連鎖球菌などの細菌が感染し、炎症を起こす病気です。感染した部位によって、尿道炎、膀胱炎、腎盂腎炎などに分けられますが、尿路結石と関係が深いのは、主に腎盂腎炎と膀胱炎です。

●腎盂腎炎……腎盂や腎杯、腎実質などに細菌が感染し、炎症を起こしたもの。ほとんどの場合、膀胱炎を起こした菌が尿管を通って腎臓に感染する。尿路結石や痛風、糖尿病などがあると、腎盂腎炎を起こしやすい。急性に発症し、短期間で完治する急性腎盂腎炎と、10~20年といった長期にわたって腎機能が低下していく慢性腎盂腎炎があり、急性腎盂腎炎では排尿痛や頻尿、残尿感などといった膀胱炎の症状に加えて、高熱、背中や腰の痛み、吐き気や嘔吐もみられる。慢性腎盂腎炎は急性のものが慢性化したもので、尿路結石や糖尿病があると慢性化しやすい。慢性の場合は、疲労感や食欲不振など、はっきりしない症状が続く。腎障害が進んでくると、吐き気や嘔吐、高血圧などもみられるようになる。

●膀胱炎……膀胱の粘膜に炎症が起こるもので、女性に多くみられる。急性のものと慢性のものがあり、急性膀胱炎は細菌が膀胱内に侵入して起こる。女性は男性に比べて尿道が短いため、細菌が侵入しやすく、膀胱炎になりやすいといえる。主な症状は排尿痛、頻尿、残尿感、下腹部痛など。血尿がみられることもある。慢性膀胱炎は、急性膀胱炎が慢性化する場合と、膀胱結石や子宮などの炎症、前立腺肥大症などほかの病気が原因で起こるものがある。いずれも症状は急性膀胱炎に似ているが、軽いことが多く、自覚症状がほとんどない場合もある。

尿路感染症にかかると、尿がアルカリ性に傾くため、リン酸マグネシウムアンモニウム結石ができやすくなります。また、尿路結石によって尿の流れが滞ると、尿路感染症が起こりやすくなります。

尿路感染症と結石の関係

尿路結石と関係が深い尿路感染症

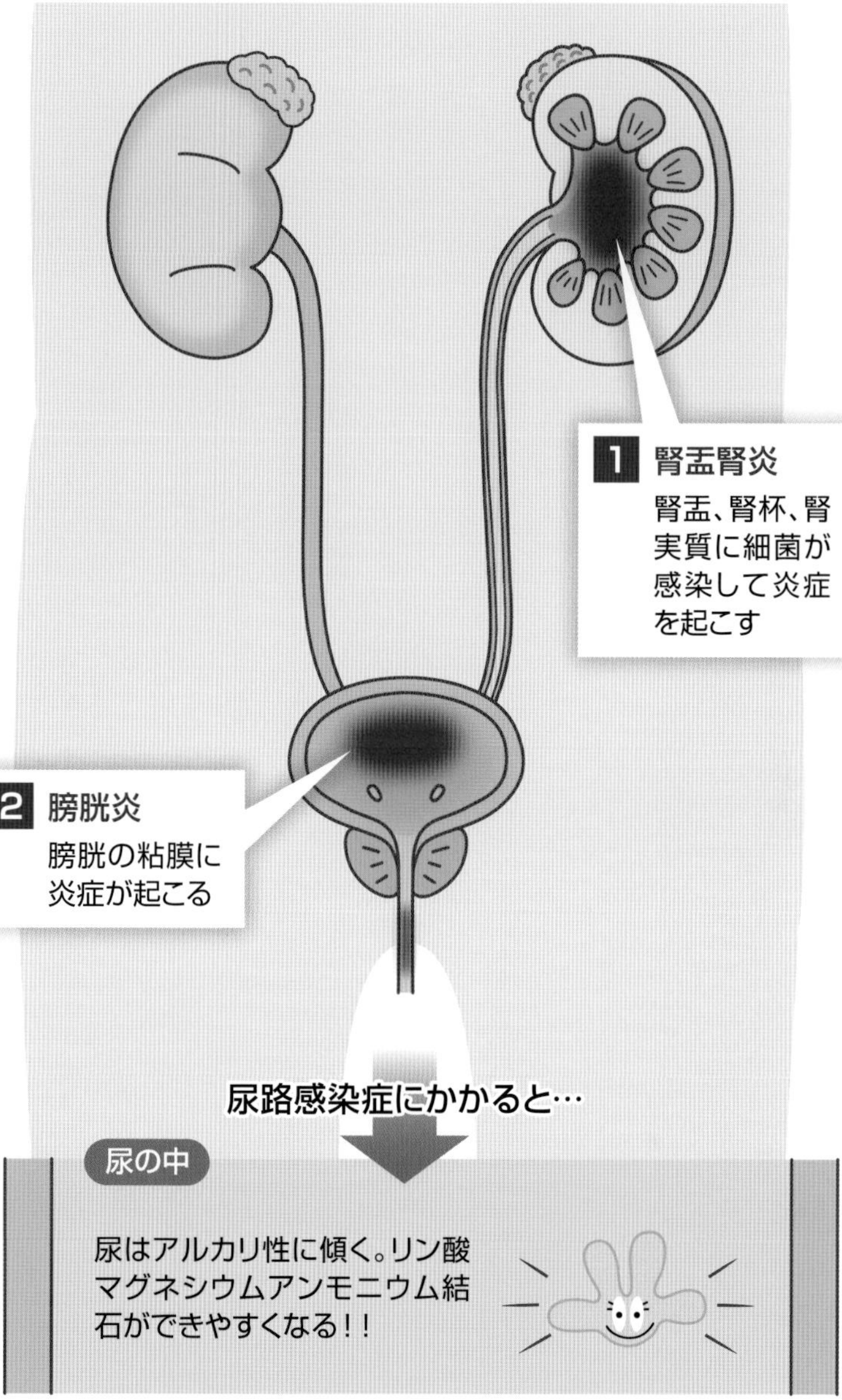
1 腎盂腎炎
腎盂、腎杯、腎実質に細菌が感染して炎症を起こす
2 膀胱炎
膀胱の粘膜に炎症が起こる
尿路感染症にかかると…
尿の中
尿はアルカリ性に傾く。リン酸マグネシウムアンモニウム結石ができやすくなる！！

尿路結石症の症状

疝痛発作

　尿路結石の症状は、結石のできる場所や結石の種類、大きさなどによって異なります。

　尿路結石といえば、片側の背中やわき腹に突然の激痛が起こる疝痛発作*がよく知られています。疝痛発作の多くは、腎臓にできた結石が尿管に落ちてきたときに起こります。

　結石が狭い尿管に詰まり尿の流れがせき止められると、腎臓に尿が逆流して、腎盂の内圧が急激に上がります。尿管は、尿を下に押し出そうとして激しくけいれんし、腎臓を覆っている腎被膜も緊張します。この尿管のけいれんと腎被膜の緊張によって、激しい痛みを生じると考えられています。

　疝痛発作は、「七転八倒の苦しみ」などと表現されるように、あまりの痛さに冷や汗が流れ、吐き気や嘔吐を伴うこともあります。また、実際に結石のある場所よりも下に向かって痛みが放散し、下腹部や、男性では鼠径部や陰嚢、女性では外陰部にかけて、走るような痛みが起こることもあります。

　どうなってしまうのかと不安になるかもしれませんが、しばらくすると、腎臓は一時的に尿の産生を抑制します。腎盂や尿管の壁も伸びるので、次第に内圧が下がり、痛みは治まってきます。結石が移動してすき間ができて、尿が少しずつ流れることもあります。

　そうしている間に結石が膀胱まで落ちてしまえば、完全に痛みは消失します。しかし、結石が尿管にとどまった場合は、尿がたまってくると、再び疝痛発作が起こります。疝痛発作は、一度で終わる場合もあれば、数時間間隔でくり返す場合もあるということです。

用語解説　疝痛　周期的にくり返し起こる腹部の激痛のこと。近代以前の日本では、腹部が激しく痛む病気を総称して「疝」、または「疝気」と呼んでいた。

激しい痛みが襲う！！　疝痛発作

尿路結石の代表的な症状。突然激しい痛みが襲ってくる

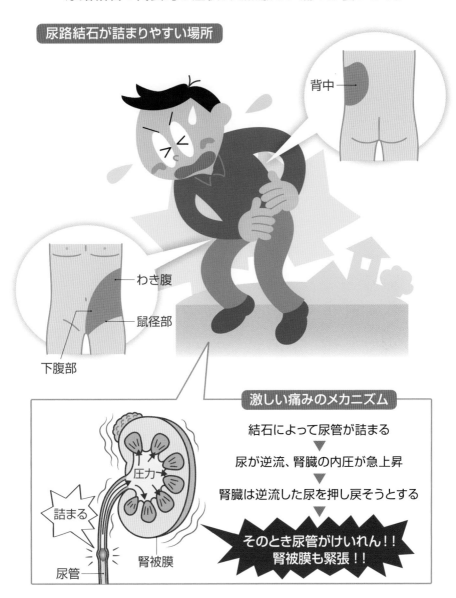

血尿、頻尿、残尿感、発熱

尿路結石では、血尿も典型的な症状です。

結石が詰まって尿管がけいれんを起こしたときや、シュウ酸カルシウム結石のようにギザギザした結石が尿管を移動するときは、尿管の粘膜が傷ついて出血することがあります。

この出血は尿と一緒に排泄されるため、尿路結石では血尿がみられることもあります。血尿は肉眼ではっきりわかるものもあれば、顕微鏡で見なければ確認できないものもあります。

血尿だけではとくに痛みはないので、受診を先延ばしにしたくなるかもしれませんが、尿路結石の可能性がありますから、早めに受診するようにしましょう。

また、血尿は尿路結石だけにみられる症状ではありません。膀胱がんや腎がんなど、一刻を争う病気が潜んでいる場合もあるので注意が必要です。

そのほかの症状としては、尿管結石が尿管膀胱移行部に到達すると、膀胱の壁を直接刺激するため、トイレが近くなる頻尿や残尿感など、膀胱炎のような症状が現れます。これを膀胱刺激症状といいます。膀胱刺激症状から膀胱炎を疑って受診し、検査の結果、尿路結石が発見されることもあります。

なお、膀胱刺激症状は、もうすぐ排石できるというサインである場合もあります。

膀胱結石が尿道に落ちてきて、尿道に結石が詰まると、排尿時に違和感や激しい痛みを感じたり、排尿困難が起こります。

さらに、尿路結石によって尿の流れが滞ると、尿路に細菌感染を引き起こすことがあります。尿路感染症を合併すると、尿の濁りや発熱などがみられます。とくに38・5度以上の高熱をともなう場合は、腎盂腎炎の可能性があります。急性腎盂腎炎は、治療が遅れると敗血症*を起こして命に関わることもあるので注意が必要です。

用語解説

敗血症　体のどこかに感染症があり、そこから細菌が血流にのって全身へと広がり、様々な臓器に障害を引き起こすものをいう。

こんな症状が出たら尿路結石かも

血尿

ほとんどの場合、肉眼ではわからないが、肉眼ではっきりわかることもある

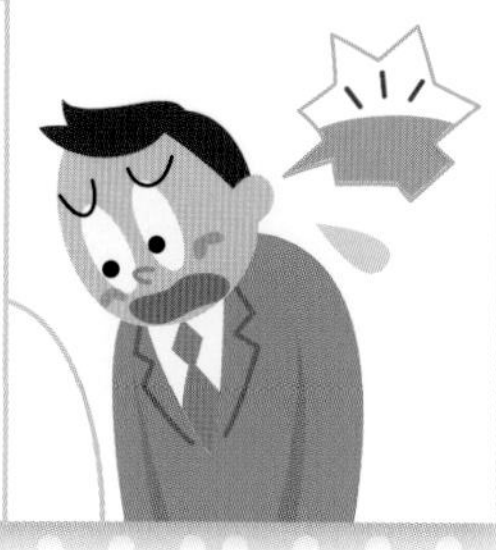

注意 膀胱がん、腎がんの疑いも！

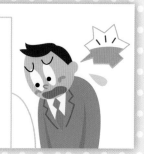

頻尿・残尿感

結石が膀胱にあるとき

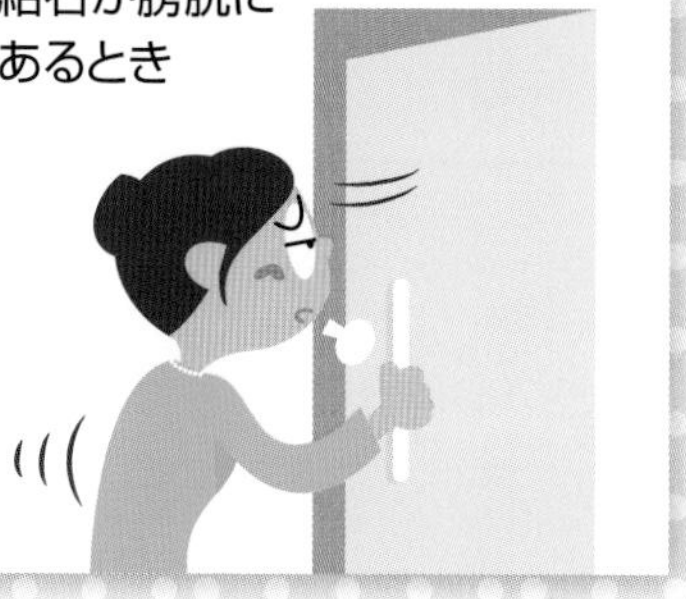

排尿痛・排尿困難

結石が尿道にあるとき

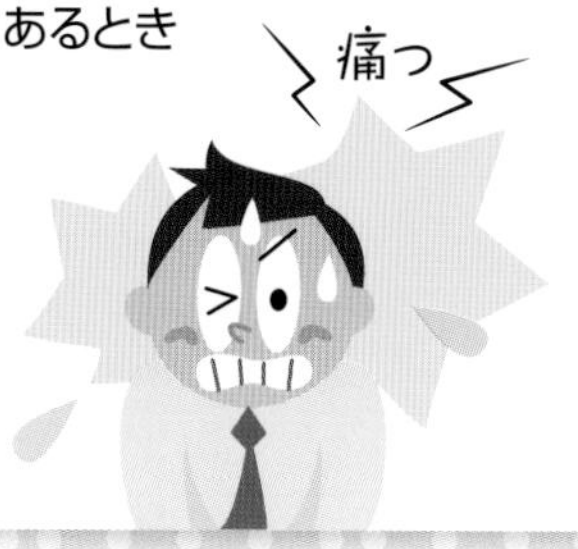
痛っ

発熱

結石によって、滞留した尿から細菌感染を起こし発熱を起こすことも

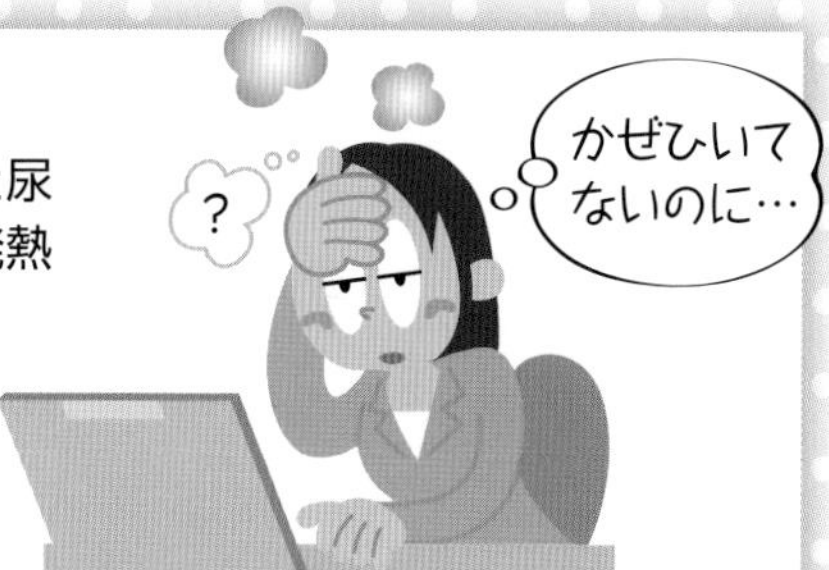
?
かぜひいてないのに…

注意 38.5度以上の高熱は腎盂腎炎の可能性も

無症状や腹部の鈍痛

尿路結石のなかでも、尿管結石では疝痛発作という激痛が起こります。また、膀胱結石では膀胱刺激症状、尿道結石では排尿痛や排尿困難など、それぞれ特徴的な痛みの症状がみられます。

しかし、まったく自覚症状がない、あるいは症状があっても鈍痛程度という場合があり、これを「サイレント・ストーン」（沈黙の石）と呼びます。

このような痛みの違いは、結石のある場所によるのですが、痛みがまったくないか、あっても鈍痛という場合は、結石が腎盂や腎杯にあります。腎結石の多くは、ほとんど無症状のまま、結石が成長するのです。

しかし、痛みがないからといって放置していると、サンゴ状結石といって、腎盂や腎杯を埋めつくすように結石が大きくなることがあります。サンゴ状結石は尿路結石の終末状態とも呼ばれ、水腎症などの合併症を引き起こすことがあります。

水腎症とは、尿の流れがせき止められ、腎臓に尿がたまって拡張した状態をいいます。尿路が遮《さえぎ》られても、腎臓は尿をつくり続けるので、腎臓や尿管はさらに拡張します。重症になると、腎臓が機能しなくなることもあるのです。

また、尿管結石は膀胱に落ちてしまうと、痛みは消失します。多くは、自然に排泄されるのですが、排石された自覚がなく痛みが軽快した場合は、「嵌《かん》＊頓《とん》結石」の可能性があるので要注意です。

嵌頓結石とは、結石が長期に渡って同じ部位にとどまり、尿管粘膜と癒着したものをいいます。こうなると、自然に排泄されることはありません。尿管が閉塞した状態が長く続くため、腎後性《じんごせい》腎不全や急性腎盂腎炎、敗血症などを引き起こすことがあります。命に関わる場合もあるので、痛みがなくなっても油断せず、早めに受診して排石されたかどうかを確認してもらいましょう。

用語解説　嵌頓　はまり込んで、もとに戻らなくなった状態のこと。

自覚症状が少ない結石「サイレント・ストーン」

自覚症状が少ない「サイレント・ストーン」は
以下の2つのパターンがある

1 結石が腎杯・腎盂にあるとき

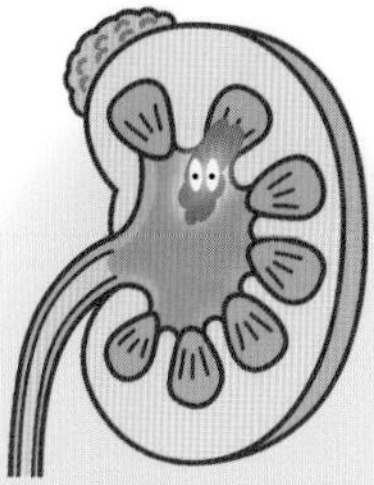

この状態だと痛みは
ほとんどないが…

↓

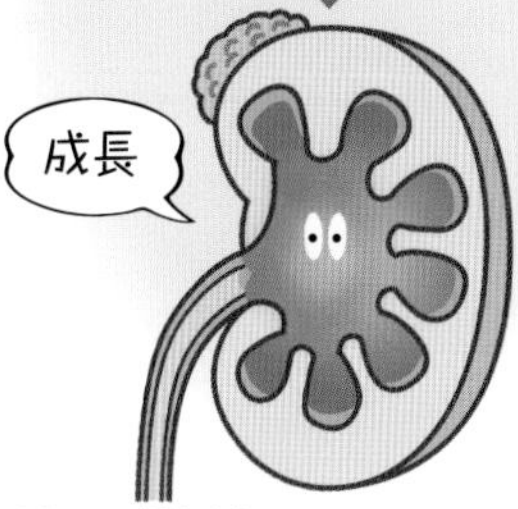

サンゴ状結石にまで成長する
と尿の流れがせき止められ腎
臓に尿がたまってしまう

2 嵌頓結石

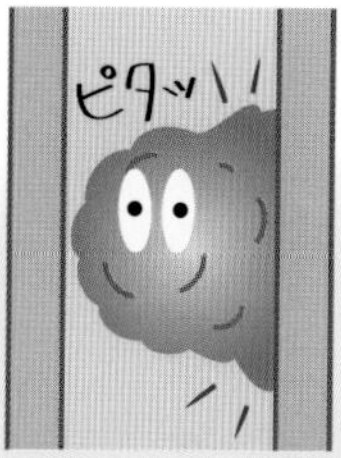

結石が排泄されず尿管に
とどまると、結石は尿管粘
膜に癒着

↓

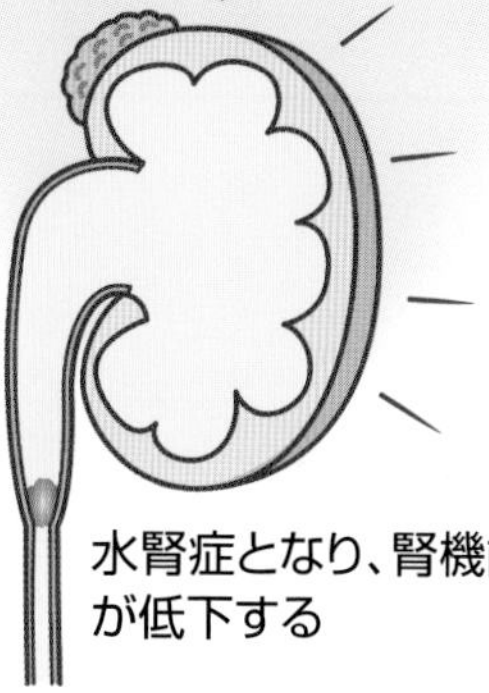

水腎症となり、腎機能
が低下する

この状態が続くと…

↓

水腎症

尿の流れがせき止められ、腎臓と
尿管が拡張。腎機能が低下する

敗血症

腎盂腎炎など細菌感染を起こして
いる場所から細菌が血液中に入り、
重篤な全身症状を引き起こす

腎後性腎不全

尿路の閉塞により腎機能が低下する

急性腎盂腎炎

尿の停滞により細菌感染を起こす

尿溢流

腎盂外に尿があふれ、強い痛みを
引き起こす

尿路結石症は再発しやすい

一度治っても再発する人が多い病気

尿路結石の治療法は今は大きく進歩し、体外から衝撃波を当てて結石を砕く方法や、内視鏡を用いて結石を砕く方法など、体への負担を極力抑えながら治療できるようになっています。4㎜以下の小さな結石であれば、薬物療法によって自然に排石させることも可能です。

あまり心配する必要はないのですが、やっかいなのは、尿路結石は「治療によって結石を摘出できれば、それで終わり」ではないということです。

尿路結石は、再発率の高い病気です。実際に再発率を調べた調査によると、腎結石の再発率は3年で約30%、10年では60%にも上ります。実に半数以上の人が再発してしまうのです。

しかも、再発するのは1回だけとは限らず、2回、3回とくり返すことはめずらしくありません。さらに多い人では、10回以上も再発をくり返すこともあるのです。

とくに再発リスクが高いのは、男性、若年で発症した人、腎下極（腎臓の下部）の結石、結石の数が多い人、家族内に結石患者がいる人、結石摘出後の合併症のある人などです。

また、体外衝撃波結石破砕術《はさい》（ESWL）という治療法では、破砕片がわずかに体内に残り、それを核にして再び結石ができることがあります。

尿路結石には、肥満や食生活、代謝異常などが関係していることがわかっています。発症前と同じ生活を続けていては、再発は免れないということです。

正しい予防策を講じるためにも、まずは受診し、結石ができた原因をしっかり調べてもらい、理解することが大切です。

尿路結石は再発率の高い病気

◇腎結石の再発率（薬物治療をしない場合）◇

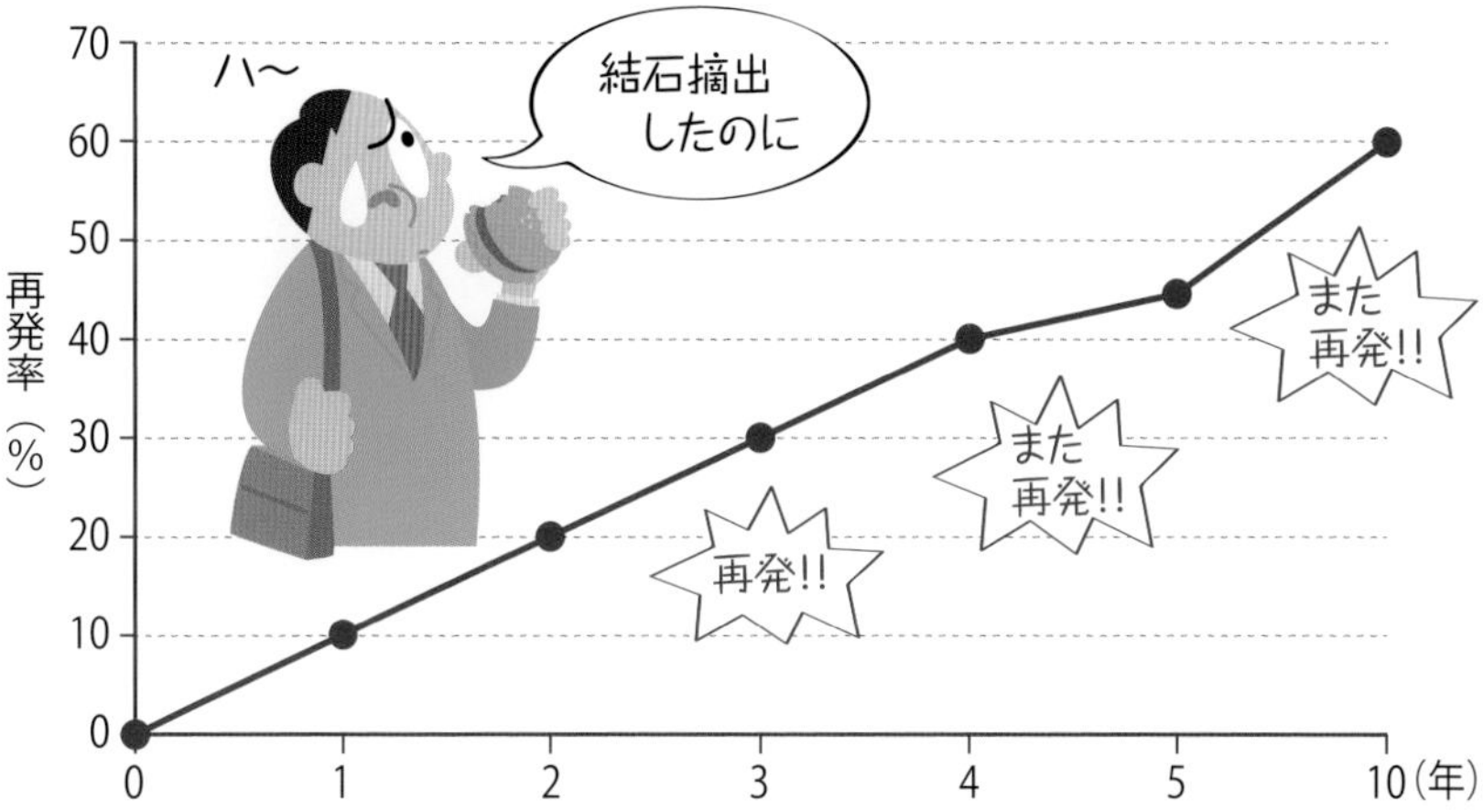

『Strohmaier WL: Eur Urol. 37: 339-344, 2000』より

特に再発リスクが高いのは…

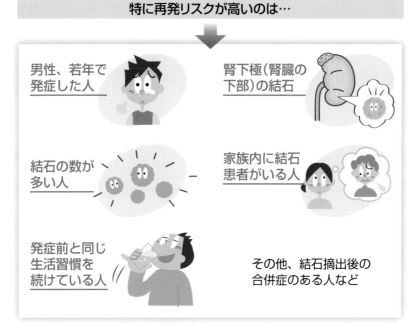

男性、若年で発症した人

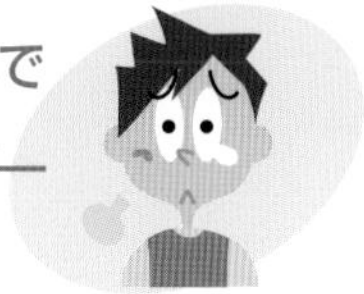

腎下極（腎臓の下部）の結石

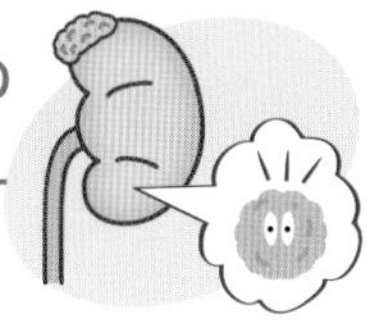

結石の数が多い人

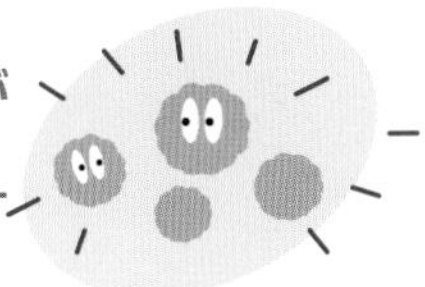

家族内に結石患者がいる人

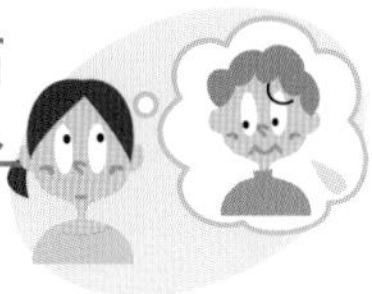

発症前と同じ生活習慣を続けている人

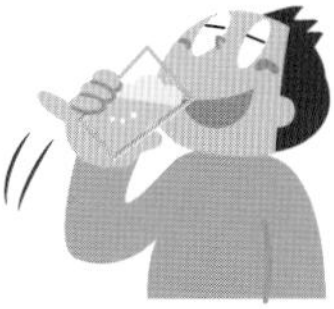

その他、結石摘出後の合併症のある人など

疑わしければ、すぐに受診を

尿路結石症は泌尿器科へ

腎臓でつくられる結石の多くは、無症状で進行します。しかし、「トイレが近くなった気がする」「排尿時に違和感を感じる」「残尿感がある」「腰や背中、下腹部などに鈍痛を感じることがある」など、激痛発作の前には、前兆ともいえる症状がみられることがあります。

この程度ならもう少し様子を見てみようと思われるかもしれませんが、機を逃すと、いつ激痛発作に襲われるかわかりません。とくに中高年の場合は、歳だから仕方がないと、あきらめてしまうことがあります。また、女性の場合は、尿の話をするのは何となく恥ずかしいと思われることもあるようです。

しかし、受診を先延ばしにしているうちに結石が成長して、治療や回復が難しくなったり、合併症を併発してしまうこともあるかもしれません。また、これらの尿のトラブルには、より深刻な病気が隠れていることもあります。気になる症状がみられるときは、早めに泌尿器科を受診しましょう。

近くに尿路結石外来や尿路結石の専門医のいる施設があれば、そこを受診するのが理想ですが、なければ一般の泌尿器科でもかまいません。かかりつけ医がいる場合は、紹介状を書いてもらうのもよいでしょう。

近くの泌尿器科がわからない場合は、インターネットで検索してみるのも1つの方法です。病院のホームページには、得意分野や治療実績、治療方針などが掲載されています。尿路結石を得意とする病院が見つかるかもしれません。

尿路結石は長いつき合いになる病気ですから、信頼できる施設を選ぶことが大切です。

激痛発作の前兆を見逃すな！！

思いあたること、ありますか？

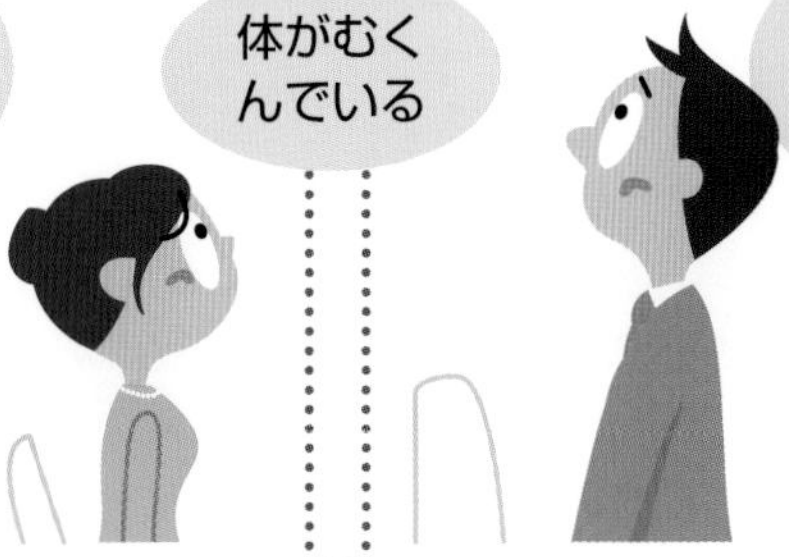

- 発熱や悪寒、ふるえなどがある
- 体がむくんでいる
- 尿の量が以前に比べて極端に少ない
- トイレが近い
- 残尿感がある
- 排尿痛がある
- 尿の出が悪くなった
- 血尿がある
- 尿が濁っている
- 尿の色がおかしい
- 背中や腰、下腹部などに重苦しさや鈍痛を感じることがある

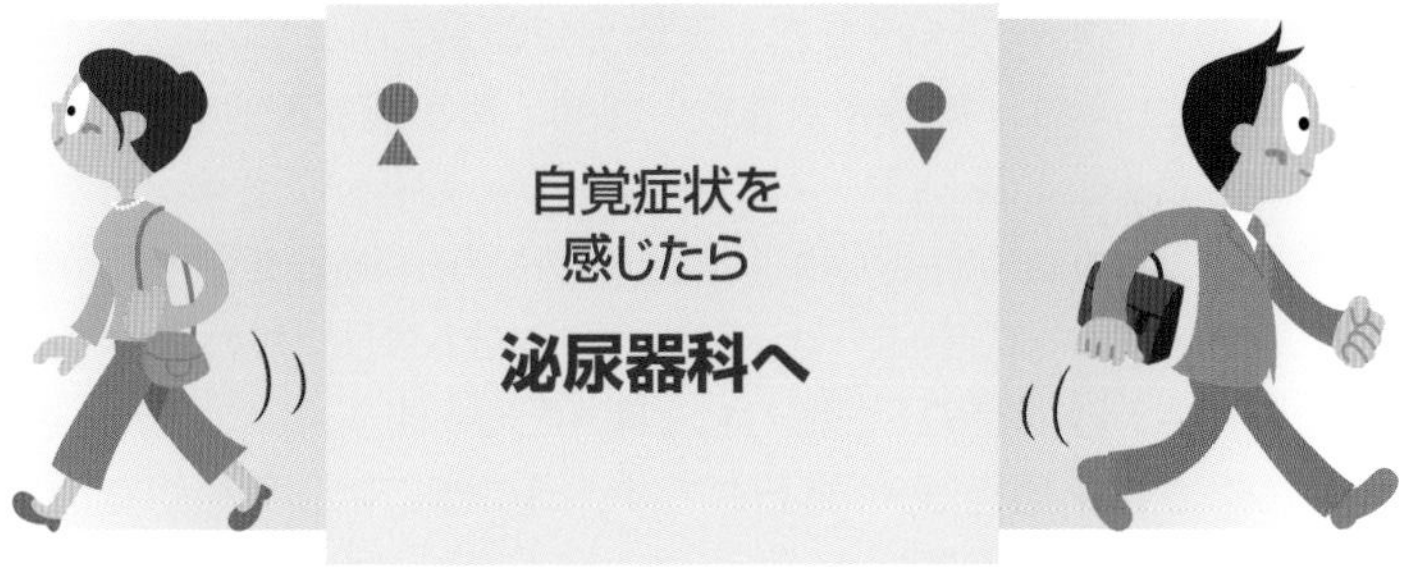

自覚症状を感じたら

泌尿器科へ

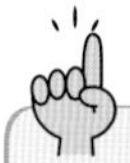

どの泌尿器科に行ったらいいかわからないときは…

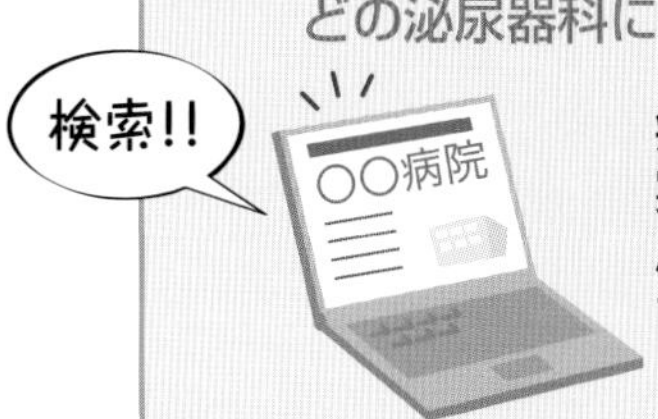

病院のホームページで得意分野や治療実績、治療方針などを調べてみよう！尿路結石を得意とする最適な病院が見つかるかも！

column

尿路以外にできる結石

ヒトの体内には、尿路以外にも石ができる臓器がありますが、石のできるしくみや石の成分はそれぞれ異なります。尿路結石ができやすい体質だから、そのほかの石もできやすいということはないのです。

体内にできる石のなかでもよく知られているのは、胆道にできる「胆石」でしょう。胆石は主成分によって大きく2つに分けられます。1つがコレステロールを主成分とするコレステロール結石で、胆石の大部分を占めています。もう1つは、胆汁の黄色い色素成分であるビリルビンを主成分とするビリルビン結石です。胆石ができると、食後にけいれん性の痛みを生じることがありますが、半数以上は症状のない「サイレント・ストーン」といわれています。

「膵石《すいせき》」といって、膵臓に石ができることもあります。膵石は慢性膵炎の患者さんに多くみられ、主成分は炭酸カルシウムです。典型的な症状としては、飲酒後や食後の腹痛、背部痛があります。

意外なところでは、口のなかや耳のなかにも石ができることがあります。口のなかにできる石は「唾石《だせき》」といって、唾液を分泌する唾液腺にできます。石の主成分は、炭酸カルシウムやリン酸カルシウムで、唾石ができると、顎の下が腫れたり痛んだりします。

耳のなかにある石は、「耳石《じせき》」です。耳の奥には、平衡感覚を司る三半規管という器官があり、その中の耳石器にはもともと小さな耳石がたくさん並んでいます。この耳石が耳石器から三半規管のなかにこぼれ落ちると、脳が「回転している」と勘違いして、回転性のめまいや吐き気を起こします。

ちなみに、犬や猫にも胆石や尿路結石ができることがあります。ワンちゃんやネコちゃんは自覚症状を訴えることができないので、日ごろから食欲やオシッコの回数をチェックしてあげてくださいね。

第2章

尿路結石症の検査と診断

疝痛発作や血尿など、結石が疑われる症状があるときは、すみやかに受診し、結石の有無や場所を調べることが大切です。本章では、尿路結石の各種検査の内容と診断について、くわしく解説します。

尿路結石症の検査

どのような治療をするのかを検査で調べる

　疝痛発作や血尿などの症状から尿路結石が疑われるときは、その症状が本当に結石によるものなのか、それ以外の病気が潜んでいないかなどを調べなければなりません。また、結石のある場所、結石の大きさや成分などによって治療法が異なるため、これらについてもくわしく調べる必要があります。

　結石が小さければ、尿と一緒に自然に排泄される場合もありますし、尿酸結石やシスチン結石など薬によって溶かすことができる場合もあります。しかし、結石の大きさが1㎝以上ある場合や、自然排石が期待できない場合などは、砕石治療など積極的に石を取り除く治療が必要になります。

　初診の流れは、一般的には次のようになります。

　検査は、問診から始まります。自覚症状や尿の様子、病歴、家族歴、服用中の薬などは、尿路結石の種類や原因を知る重要な手がかりとなります。

　問診の前後には、血液と尿を採取し、提出します。血液検査では、カルシウムやシュウ酸、尿酸など、結石の原因となる成分の量やバランスを調べるほか、クレアチニン*や尿素窒素《にょうそちっそ》の値から腎機能が正常に働いているかどうかや感染症がないかを知ることもできます。

　尿検査では、血尿や尿路感染症の有無、結石の原因となる成分の量などを調べます。また、尿のｐＨから結石の原因を推測することもできます。

　結石の有無、結石の場所や大きさは、画像検査でわかります。画像検査は、単純Ｘ線撮影や超音波検査のほか、必要に応じてＣＴ検査や排泄性腎盂尿管撮影などが行われます。

　では、それぞれの検査について見ていきましょう。

用語解説　クレアチニン　筋肉でエネルギー源として利用されたたんぱく質が、分解・代謝されてできた老廃物。

検査・診断の流れ

検査は問診票の記入から始まる。重要な手がかりとなるので、ありのまま丁寧に記入しよう

問診票

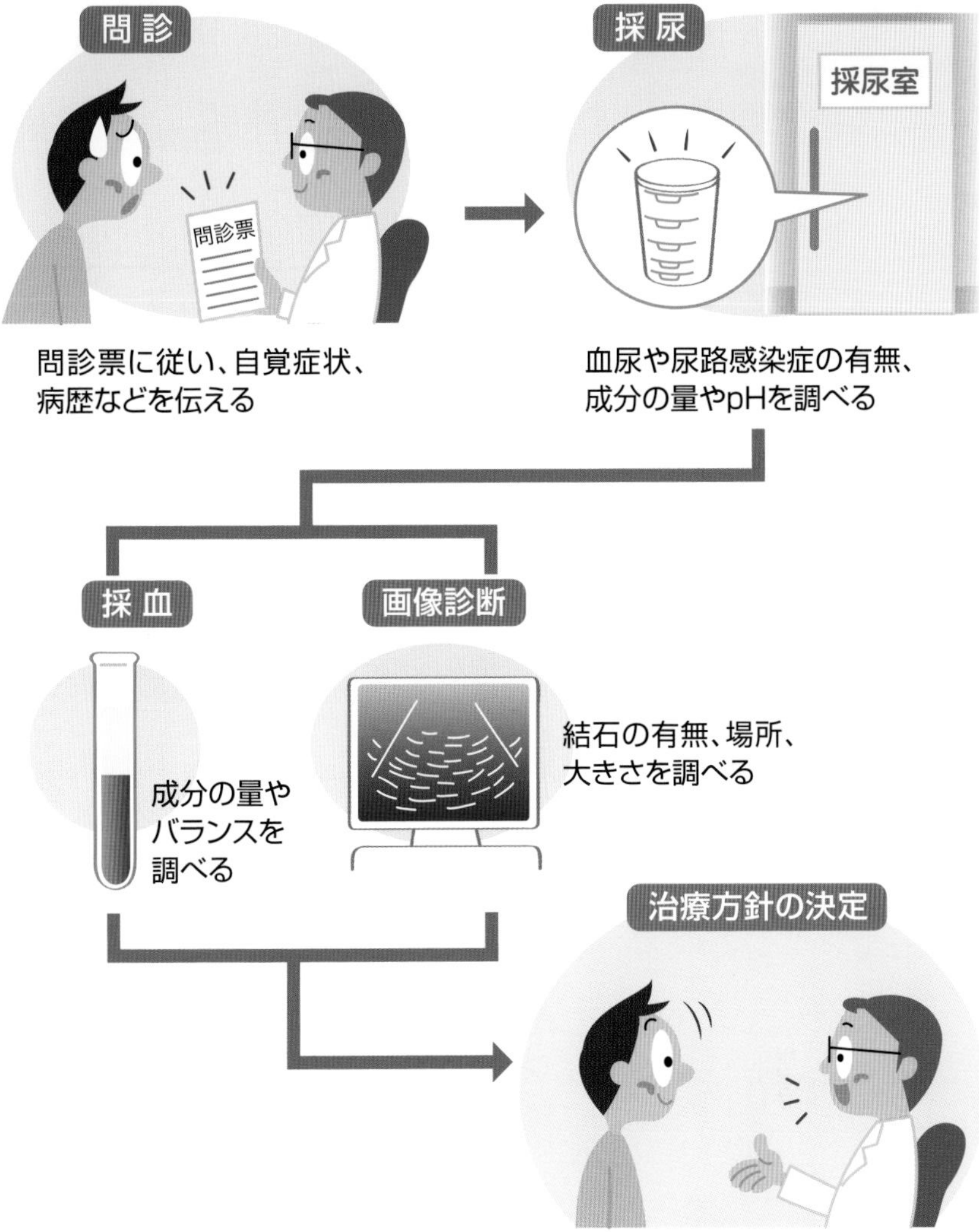
問診
問診票
問診票に従い、自覚症状、病歴などを伝える
採尿
採尿室
血尿や尿路感染症の有無、成分の量やpHを調べる
採血
成分の量やバランスを調べる
画像診断
結石の有無、場所、大きさを調べる
治療方針の決定

問診

問診でまず聞かれるのは、自覚症状です。痛みがある場合は、どの辺りが、どのように痛むのか、その痛みはどれくらいの時間続いているのかなどをくわしく伝えましょう。専門医であれば、結石が疑われる場合は上部尿路結石なのか、下部尿路結石なのか、だいたいの予測がつきます。

尿についての情報も重要です。排尿はスムーズか、排尿時に痛みはないか、残尿感はないか、血尿が見られたか、1日に何回くらいトイレに行くか、1日の尿の量はどれくらいかなどがポイントになります。

そのほかの症状として、医師は発熱や吐き気、腹部膨満、冷感、不安感、頻脈、呼吸困難などがないかを訊ね、他の病気の可能性を探ります。

尿路結石は、高尿酸血症や尿路感染症など他の病気や、副腎皮質ホルモン薬やビタミンD製剤*など服用中の薬が原因になっている場合が多いものです。

また、過去に尿路結石を経験している場合は、再発の可能性が高くなります。現在、治療中の病気や服用中の薬、尿路結石の既往歴がある場合は、その後の経過や通院歴などをきちんと答えられるようにしておきましょう。

尿路結石には、シスチン尿症やキサンチン尿症などのように遺伝性のものもあります。遺伝性が明らかでない場合も、家族に尿路結石の既往があると、同じように結石ができやすいという傾向があります。そのため、両親や兄弟姉妹の病歴まで質問がおよぶこともあるので、こちらも答えられるようにしておきたいものです。

尿路結石は、生活習慣と関連の深い病気です。食生活や飲酒の習慣、運動習慣など、生活習慣についても質問されることでしょう。再発を防ぐためには、生活習慣に潜むリスクを改善することが第一となるので、ここで正直に答えて問題点を明らかにしておくことが大切です。

用語解説　ビタミンD製剤　小腸からのカルシウムの吸収を促進し、骨量の減少を抑える薬。骨粗しょう症などの治療に用いられる。

問診で聞かれること

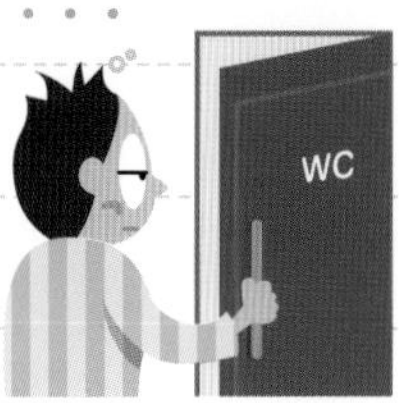

問診票

- □ 体のどこかに痛みはあるか？
- □ 1日のトイレの回数は？
- □ 残尿感や排尿痛はないか？
- □ 出しにくいことはないか？
- □ 尿の量が減っていることはないか？
- □ 発熱や悪寒など、他に症状はないか？
- □ 今どんな薬を飲んでいるか？
- □ 他に治療中の病気はあるか？
- □ 尿路結石の既往歴があるか？
あるとしたら、その後定期健診を受けているか？
- □ 両親や兄弟に尿路結石にかかった人がいるか？
- □ バランスのよい食事をしているか？
- □ ふだん運動をしているか？

尿検査

尿検査では、泌尿器にかかわる様々な情報を得ることができます。そのため、尿路結石はもちろん、あらゆる泌尿器の病気を調べるうえで、最も重要な検査といえます。尿検査には、一般尿検査と24時間尿分析（90頁）がありますが、ここでは一般尿検査について述べます。

一般尿検査は、外来で行っている通常の採尿による検査です。一般尿検査では、血尿《けつにょう》や膿尿《のうにょう》の有無、尿中に溶け込んでいる成分、尿pHなどをみます。

健康な人の尿は、淡黄色または黄褐色で澄んでいます。しかし、尿路のどこかに病気があると、赤く見えたり、白っぽく濁って見えたりすることがあります。

尿路結石の場合、最もよくみられる尿の異常は血尿です。血尿は肉眼でわかる場合もありますが、多くは顕微鏡で観察してはじめてわかります。

尿が白っぽく濁って見える場合は、尿に膿《うみ》*が混じる膿尿が考えられます。膿尿は、尿路感染があるときに出ることが多いとされています。尿路感染は、結石が原因で引き起こされる場合と、尿路感染によって結石ができる場合があります。また、膿尿は水腎症を合併しているときや、結石が長期間尿路にとどまっているときなどにもみられます。

尿中に尿酸結晶が多いときは、尿がオレンジ色に見えます。偏った食生活などで尿中に尿酸が増えると、尿中の尿酸結晶が多くなります。

酸性尿か、アルカリ尿かを調べる尿pHは、結石の種類を知る手がかりになります。酸性に傾いているときは尿酸結石ができやすく、アルカリ性に傾いているときは尿路感染によるリン酸マグネシウムアンモニウム結石が疑われます。

さらに、尿沈渣《にょうちんさ》といって、尿を遠心分離機にかけて、沈殿した細胞や、結石の原因となる結晶成分などを顕微鏡で調べます。

用語解説　膿　炎症を起こした部位が化膿して生じる粘液。白血球や細菌が含まれている。

尿の色とpHでわかること

尿の色

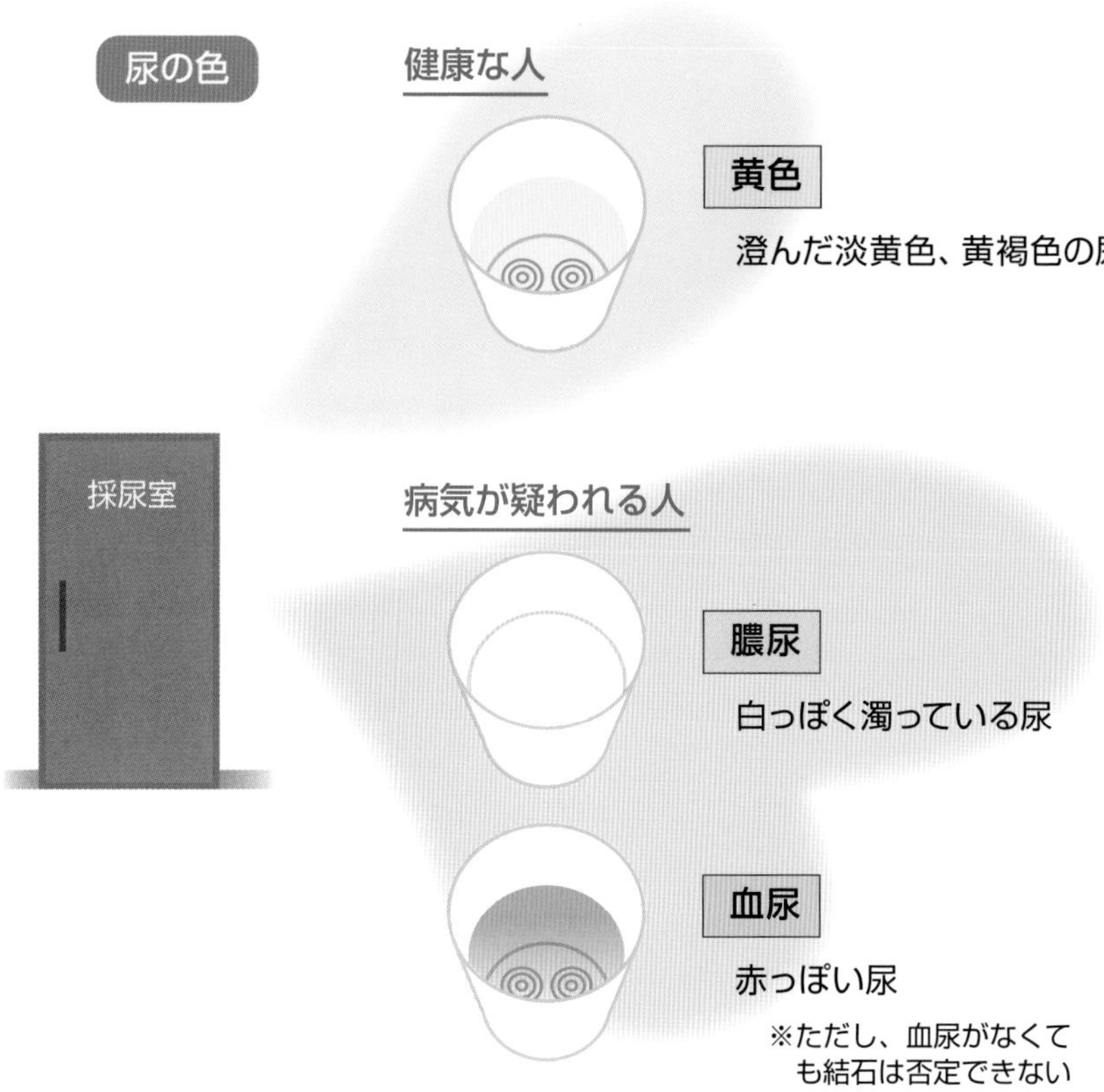

尿のpHとできやすい結石の関係

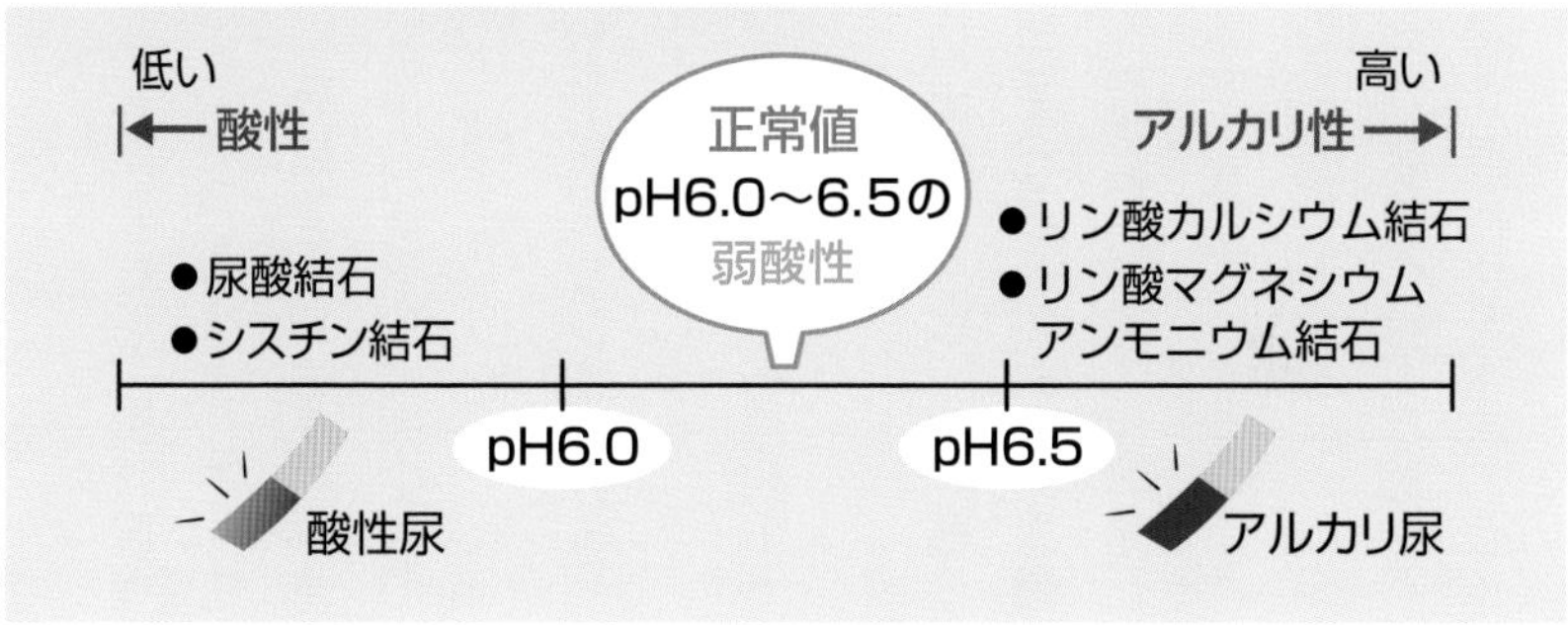

血液検査

血液検査でまず重要なのは、白血球やCRP（C反応性タンパク）の値です。いずれも炎症性反応を評価する項目で、これらの値が高値を示す場合は、体内のどこかに炎症があるか、尿路感染症が疑われます。尿路結石があると、急性腎盂腎炎などの尿路感染症を併発しやすいものです。治療が遅れると敗血症を引き起こし、命に関わることもあるので注意が必要です。

また、尿路結石は腎臓の機能と密接な関係があります。クレアチニンや尿素窒素など、腎機能を評価する項目も重要です。クレアチニンと尿素窒素は、いずれも通常は腎臓でろ過され、尿中に排泄されます。しかし、腎機能が低下していると血液中に多く残ってしまうため、検査では高値を示します。

一方で、尿路結石の原因疾患を推測するために必要な項目としては、カルシウム、リン、カリウム、尿酸などがあります。

例えば、カルシウム結石の原因となる副甲状腺機能亢進症では、骨からカルシウムが溶け出して、血液中のカルシウムが異常な高値を示します。同時に、腎尿細管でのリンの再吸収が低下し、尿中への排泄が増えるため、血中のリンは低下します。そのため、高カルシウム血症とともに低リン血症がみられる場合は、副甲状腺ホルモン*を測定します。

副甲状腺機能亢進症は、カルシウム結石の約1％に認められ、再発率も高いとされます。

尿酸値は7．0㎎／㎗以上になると、高尿酸血症が疑われます。高尿酸血症になると、尿中の尿酸排泄量の増加や尿pHの酸性化によって、尿酸結石ができやすくなります。また、尿酸値が正常でも、高尿酸血症の治療薬である尿酸排泄促進薬（ベンズブロマロンなど）を服用している場合は、尿酸結石ができやすくなるので、病歴と合わせて注意する必要があります。

用語解説　副甲状腺ホルモン　副甲状腺から分泌されるホルモン。血液中のカルシウムを一定に保つ働きがあり、血液中のカルシウム濃度が低下すると分泌が高まる。

血液の成分でわかること

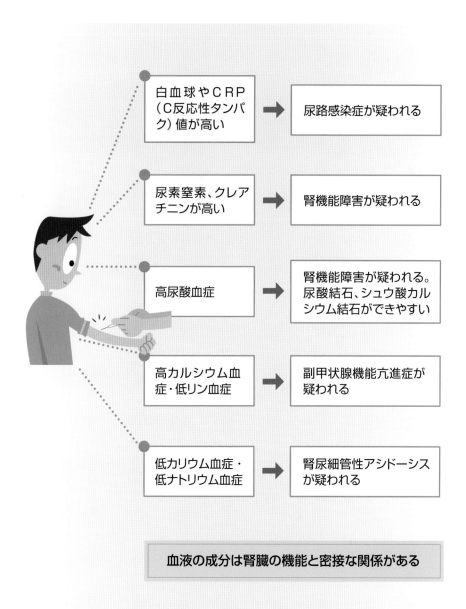

検査結果		疑われること
白血球やCRP（C反応性タンパク）値が高い	→	尿路感染症が疑われる
尿素窒素、クレアチニンが高い	→	腎機能障害が疑われる
高尿酸血症	→	腎機能障害が疑われる。尿酸結石、シュウ酸カルシウム結石ができやすい
高カルシウム血症・低リン血症	→	副甲状腺機能亢進症が疑われる
低カリウム血症・低ナトリウム血症	→	腎尿細管性アシドーシスが疑われる

血液の成分は腎臓の機能と密接な関係がある

画像検査①～単純Ｘ線（腎尿管膀胱撮影：ＫＵＢ）

単純Ｘ線とは、いわゆるレントゲン撮影のことで、Ｘ線を用いた画像診断方法です。Ｘ線は、体の組織や臓器などによって透過性*が異なります。この差を利用することによって、体内の様子を画像化します。

尿路結石の検査で行われる単純Ｘ線は、「ＫＵＢ（腎尿管膀胱撮影）」と呼ばれます。ＫＵＢは、「kidney（腎）-ureter（尿管）-bladder（膀胱）」の頭文字です。腎臓から尿管、膀胱までが入るように撮影し、結石の有無、位置、大きさ、数などを探ります。

２㎜以下の小さな結石以外、多くの結石はＫＵＢで発見されます。ただし、Ｘ線が通り抜けてしまう性質を持つ結石は、ＫＵＢでは写りません。

結石のなかでも、最も多くみられるシュウ酸カルシウム結石やリン酸カルシウム結石と、リン酸マグネシウムアンモニウム結石は、Ｘ線を通さないのでよく写ります。しかし、尿酸結石やキサンチン結石は、Ｘ線が通り抜けてしまうので写りません。シスチン結石も、すりガラス状の淡い陰影にしか写りません。

結石が骨と重なっている場合などは、その存在を確認できても、くわしい様子がわからないことがあります。

また、ＫＵＢでは、結石以外の石灰化像がみられることがしばしばあります。石灰化とは、体の軟らかい組織に血液中のカルシウムが沈着した状態をいい、結石とよく似た陰として写ることがあるのです。例えば、骨盤内の静脈石（静脈壁が石灰化したもの）、腸間膜リンパ節や子宮筋腫の石灰化、過去のＸ線検査で服用したバリウムなど、結石と紛らわしいものがあるので注意が必要です。

ＫＵＢで結石の存在が確認できない場合や、確認できても結石の成分の鑑別が難しい場合は、次に紹介する超音波検査やＣＴスキャンを行います。

用語解説　透過性　光や放射線が物体の内部を通り抜ける性質のこと。

ＫＵＢ検査（腎尿管膀胱撮影）

X線によって腎臓から膀胱までの尿路を撮影する

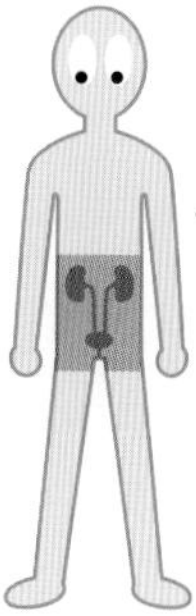

結石の位置、大きさ、数
などを探っていく

結石の診断率 ➡ 72％

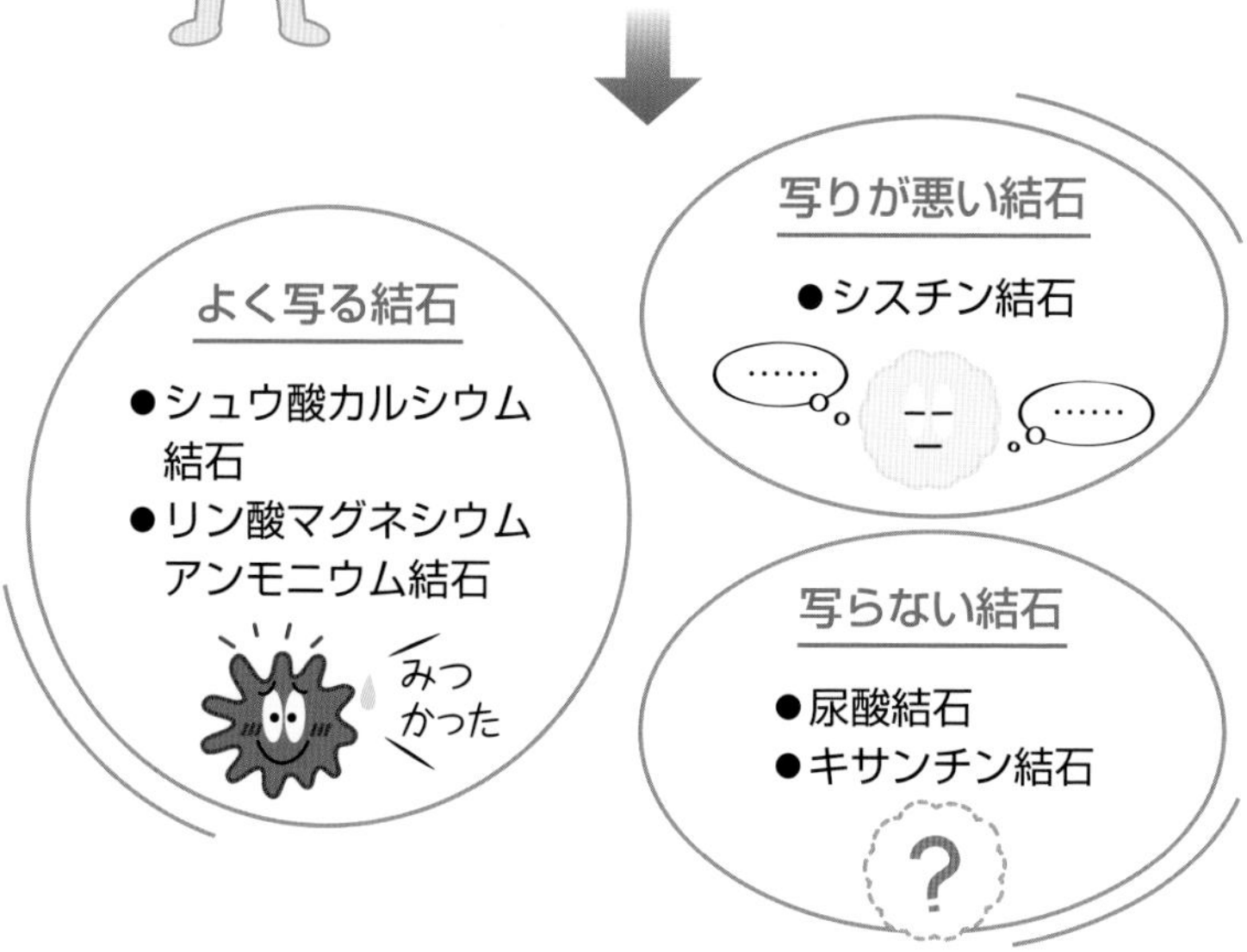

メリット	デメリット
●体への負担が少ない ●X線の透過性によって結石の成分の鑑別が可能 ●尿路結石の経過観察に有効	●2㎜以下の小さな結石や骨の陰にある石は見つけにくい ●写りが悪かったり、写らない結石がある 2㎜以下

画像検査②〜超音波検査

人間の耳には聞こえない高い周波数の音波を、超音波といいます。超音波には、一定方向に進み、物体に当たると強く反射するという性質があります。この性質を利用したのが、超音波検査です。体の表面から超音波を当てて、体内の組織からはね返ってくる反射波（エコー）を受信し、コンピュータで処理して画像化します。

超音波検査は、痛みや副作用がなく、X線を使う検査のような被曝のリスクもありません。短時間で簡単に行うことができ、その場で情報が得られるというのも大きなメリットです。そのため、様々な疾患の診断に用いられていますが、尿路結石の検査でも、KUBと並ぶ最も一般的な検査法としてよく行われています。

超音波検査では、結石は周囲の正常な組織とは組成が異なるため、正常な組織との境界にコントラストが生じます。これは結石の種類に関係なく抽出が可能なので、KUBには写らない尿酸結石やシスチン結石なども確認することができます。

また、結石によって尿の流れがせき止められると、尿がたまって腎臓が拡張する水腎症や、尿管が拡張する水尿管症を引き起こすことがあります。超音波検査は、水腎症や水尿管症の診断にも有効で、腎臓や尿管がどの程度拡張しているのか、尿の流れがどの程度とどこおっているのかなど、おおよそのことがわかります。

なお、5㎜以下の小さな結石や、膀胱にかかる手前の下部尿管結石などは、発見できない場合もありますが、水腎症や水尿管症から尿管結石を疑うことは可能です。

このように、超音波検査では様々な情報を得ることができますが、万能ではありません。KUBと超音波検査で診断が確定できないときは、排泄性腎盂尿管撮影やCT検査を行います。

超音波で尿路の状態を観察

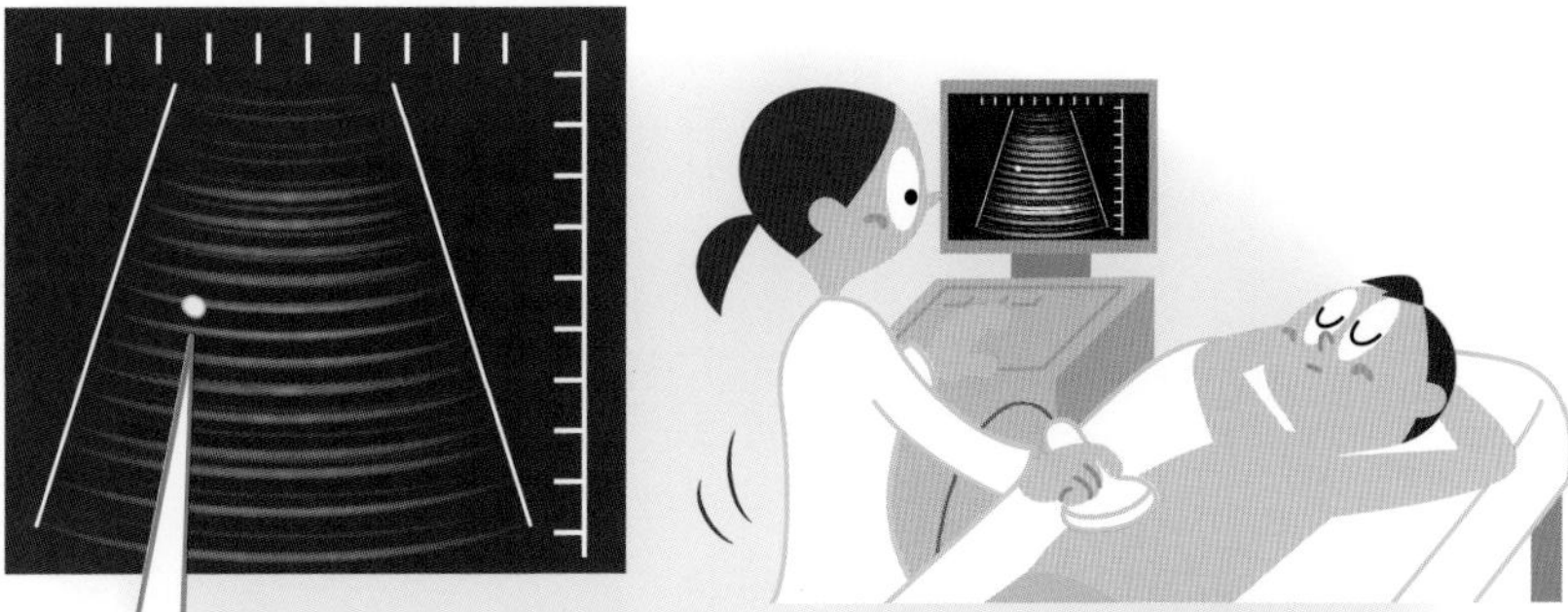

結石は白く写る

体の表面から超音波を当てて
組織からはね返ってくる反射波
(エコー)を画像化

メリット

- 体に負担がかからない
- 痛みや副作用がない
- 簡単に外来で行える
- KUBには写らない尿酸結石やシスチン結石などを確認できる
- 水腎症や尿管閉塞の程度がわかる

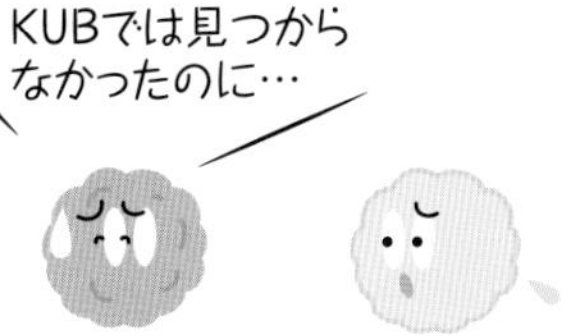
KUBでは見つからなかったのに…
尿酸結石
シスチン結石

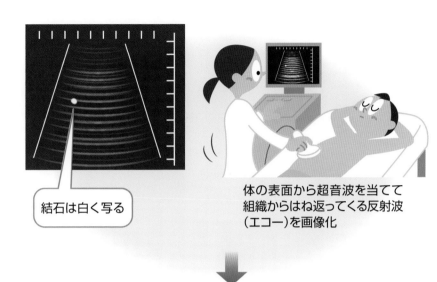

デメリット

- 5㎜以下の結石は見つけにくい
- 尿管の結石も鑑別できないことがある
- 診断の精度はあまり高くない

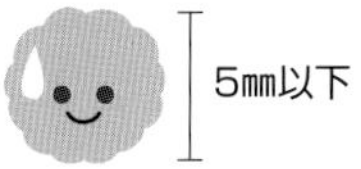

画像検査③～排泄性腎盂尿管撮影

排泄性腎盂尿管撮影とは、X線に写る薬である造影剤を静脈注射し、尿路をX線撮影する検査で、静脈性腎盂造影法などとも呼ばれます。

静脈注射された造影剤は、血流にのって腎臓に達し、大部分は腎実質内に広がり、尿細管で濃度を上げながら腎盂や腎杯を満たします。さらに、腎盂から尿管、膀胱を流れて排泄されます。この一連の様子を、時間を追って撮影するのです。そのため、注射前、注射後5分、10分、15分、排尿後など、複数回撮影を行います。

注射後すぐの撮影では、腎臓の排泄機能を知ることができます。時間をおいてからの撮影では、腎臓や尿管、膀胱の形を見ることができ、膀胱にたまった造影剤を排泄させることで、尿道の形も見ることができます。

造影剤を用いることで、腎臓や尿管、膀胱がそのままの形で白く写し出され、結石がある部分は抜けて見えます。そのため、尿路結石や水腎症、水尿管症の有無を確認することができます。

ただし、排泄性腎盂尿管撮影を行う前には、いくつか注意する点があります。

1つは、アレルギーの有無です。検査に用いる造影剤にはヨード*という物質が含まれており、このヨードによってアレルギーを起こすことがあるのです。過去に薬によるアレルギーを経験したことのある人、不安のある人、また喘息がある人は、必ず担当医に申し出るようにしてください。

また、腎機能が低下している場合は、造影剤によってさらに腎機能を悪化させてしまうことがあります。血液検査でクレアチニンの値が1・5㎎／㎗以上ある人は、この検査を受けることができません。

以上のようなリスクがあるため、最近は排泄性腎盂尿管撮影よりも、次に紹介するCT検査で確定診断を行うことが多くなっています。

用語解説　ヨード　人体に必要不可欠なミネラルの1つ。ヨードはそれ自体がX線を吸収するため、造影剤に用いることで高いコントラストの画像が得られる。

排泄性腎盂尿管撮影

造影剤を注射して、尿路を時間を追って複数回撮影する検査

検査の流れ

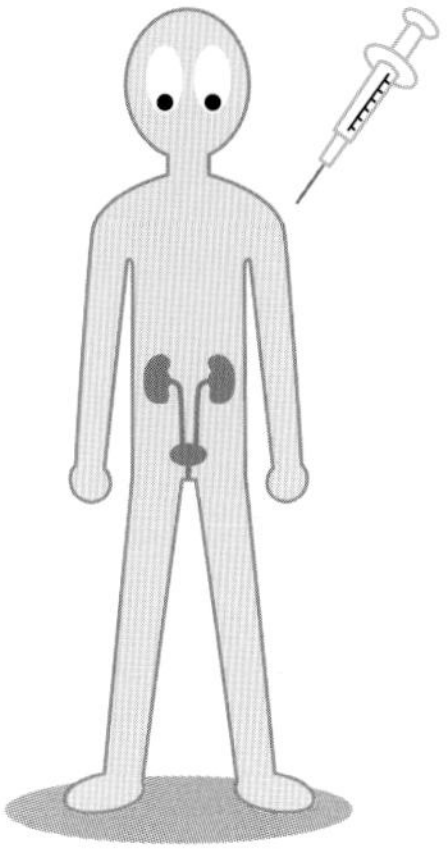

1 注射前撮影

▼

2 造影剤を静脈から注射。5分後撮影 ―― 腎臓の排泄機能を見る

▼

3 10分後撮影

▼

4 15分後撮影

（3・4）―― 腎臓・尿管・膀胱の形を見る

▼

5 排尿後撮影 ―― 尿道の形を見る

検査を受けられない人

喘息のある人

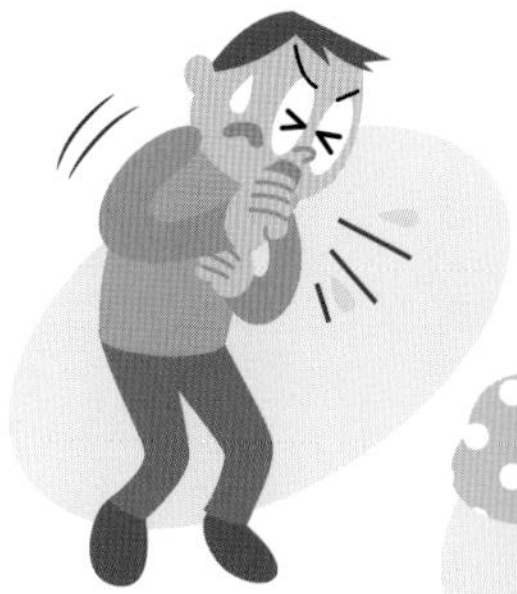

乳児

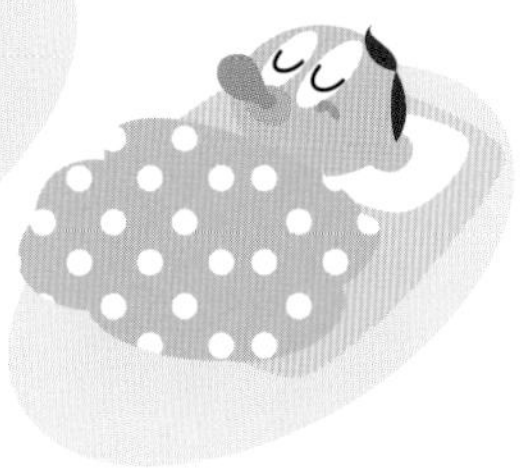

妊娠中の人

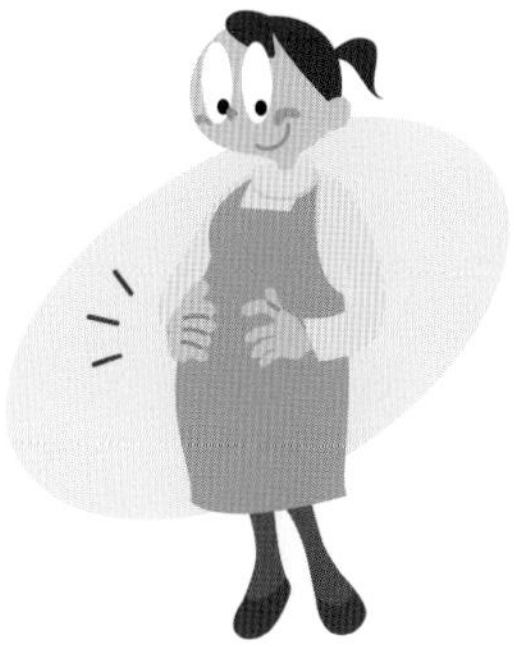

その他、ヨードアレルギー、腎機能の低下している人など

画像検査④～CT

CTとは、「Computer Tomography（コンピュータ断層撮影）」の略で、体に様々な角度からX線を当てて、そこから得られた情報をコンピュータで処理して断層画像化する検査です。造影剤を使用せずに行う単純CTと、造影剤を静脈注射して行う造影剤CTがありますが、尿路結石の検査では、通常、単純CTで腹部を検査します。

先に紹介したKUBのような単純X線撮影では、正面や側面などからの画像しか得られませんが、CTでは人体を輪切りにした状態の画像で病変を確認することができます。そのため、KUBではわからない尿酸結石やシスチン結石、キサンチン結石のほか、骨の陰に隠れている結石やごく小さな結石も発見することができます。CTで尿路結石の診断ができない場合は、激痛などの症状の他の原因を探さなければなりません。

また、単純CTによるCT値（左頁参照）は、ESWL（体外衝撃波結石破砕術）という治療法（112頁）の成功率の予測に用いられます。尿路結石においては、CT値は結石の硬さを示し、一般的には500～1700HU前後です。1000HU以上は硬い結石のため、ESWLの成功率が低くなります。

近年は、管電圧の異なる2種類のX線でCTを撮影する「Dual-energy CT」という技術で、結石の成分を予測することも可能になっています。結石のなかでも、尿酸結石は他の結石とは異なる治療法を選択できることから、尿酸結石なのか、非尿酸結石なのかを予測することが重要です。尿酸結石の場合は、薬物による溶解療法で結石を小さくしたり、消失することができます。

また、CTでは、尿路の閉塞や水腎症の程度、腎臓石灰化の有無もわかります。結石の密度や内部の構造、皮膚からの距離なども調べることができるので、治療方針の決定にも有用です。

CT検査

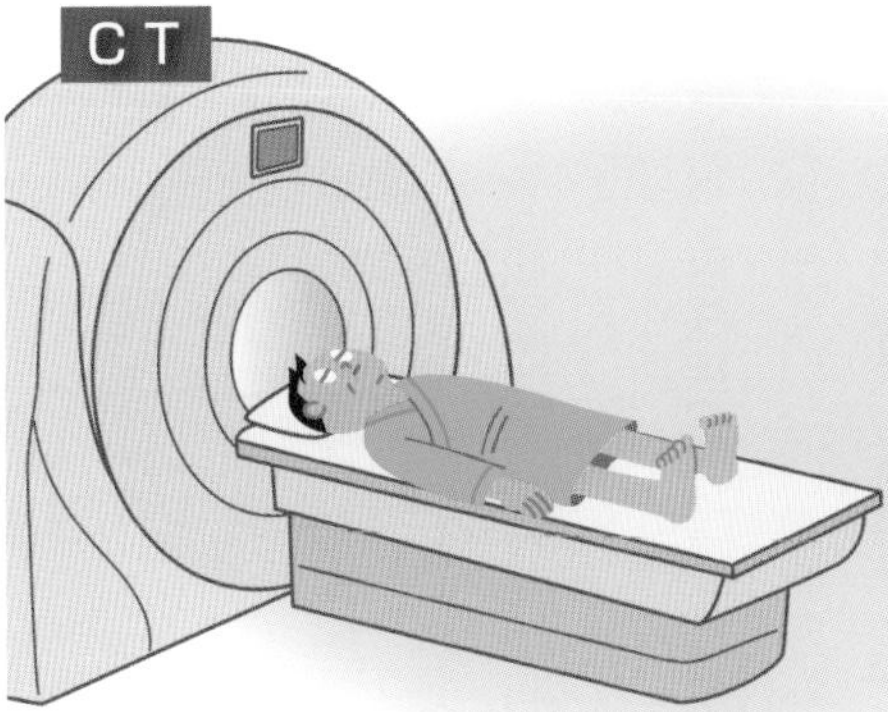

尿路結石では超音波検査と並んで診断には欠かせない検査。単純CTと造影剤CTの2種類がある

メリット

- 診断の精度が高く、結石の見落としが少ない
- 他の疾患との鑑別がしやすい
- KUBではわからない結石も確認できる
- 腎臓の閉塞の程度や水腎症の程度がよくわかる
- 結石の密度や構造もわかるので適切に治療の選択ができる

デメリット

- 放射線被曝量が多い

リスクを軽減するために、低線量のCTが用いられることもある

CT値 CT値(Hounsfield Unit：HU)とは、X線の透過しやすさを数値(単位：HU)で表したもの。水を0として、X線を透過しにくいものほどCT値は高くなり、画像では白く写る

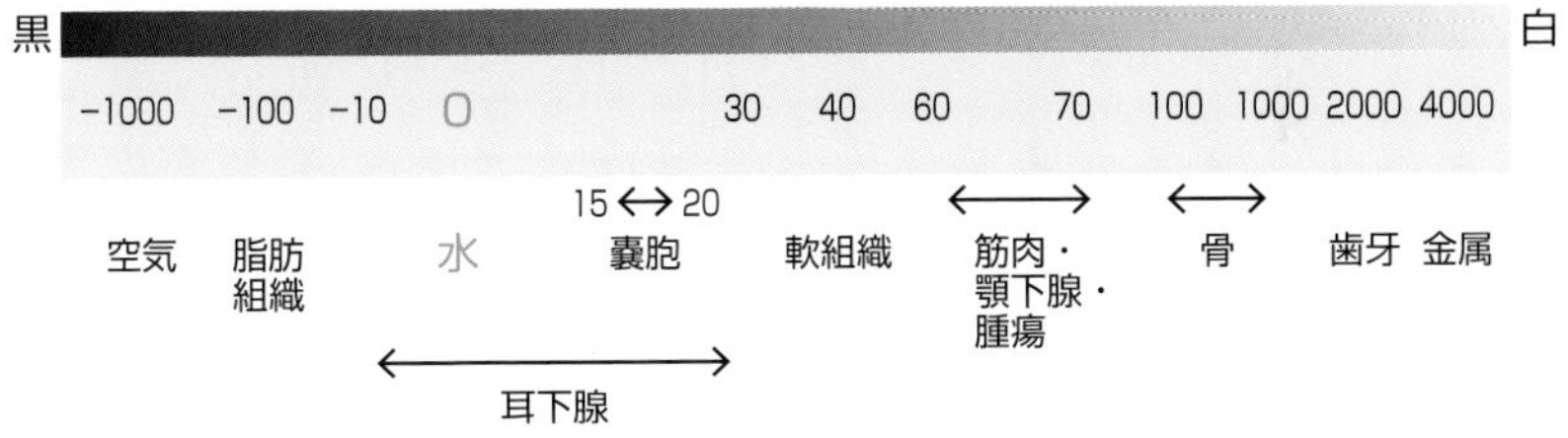

その他の検査

●結石分析

結石分析とは、排石したり、手術などで摘出した結石を分析して成分を調べる検査です。尿路結石は再発しやすい病気です。結石の成分を分析することは、結石発生の原因究明と再発予防のために非常に重要といえます。

小さな結石で自然排石の可能性があるときは、排尿のたびに石が出ていないか観察し、見つけたら採取して医師に提出しましょう。ただし、石を粉砕してから排石させる砕石治療を受けたときは、排石片が細かく、排石したことを自覚できないこともあります。そのような場合は、「ストーンスクリーン」と呼ばれる専用の結石採取容器を用いて、排石片を回収することが勧められます。

●24時間尿分析

24時間の尿をためて、結石と関連の深い物質の濃度や尿量を測定する検査です。

尿路結石の形成には、様々な物質が関与しています。結石の形成を促す物質には、カルシウムやシュウ酸、尿酸、リンなどがあり、結石を抑制する物質にはマグネシウムやクエン酸などがあります。これらの結石関連物質の1日の排泄量を測定することで、結石の原因疾患や危険因子を見つけ、治療や再発予防に役立てます。

●カルシウム負荷試験

カルシウムを経口摂取し、尿中のカルシウム排泄量などを調べる検査です。カルシウム結石の原因となる高カルシウム尿症の鑑別診断などのために行われることがあります。

高カルシウム尿症の原因としては、副甲状腺機能亢進症が知られていますが、副甲状腺機能亢進症のない高カルシウム尿症患者にカルシウム負荷試験を行うと、高カルシウム尿症のタイプ分類などが可能となります。

その他の検査

結石を分析する検査

自然排石、手術などで摘出した結石を分析

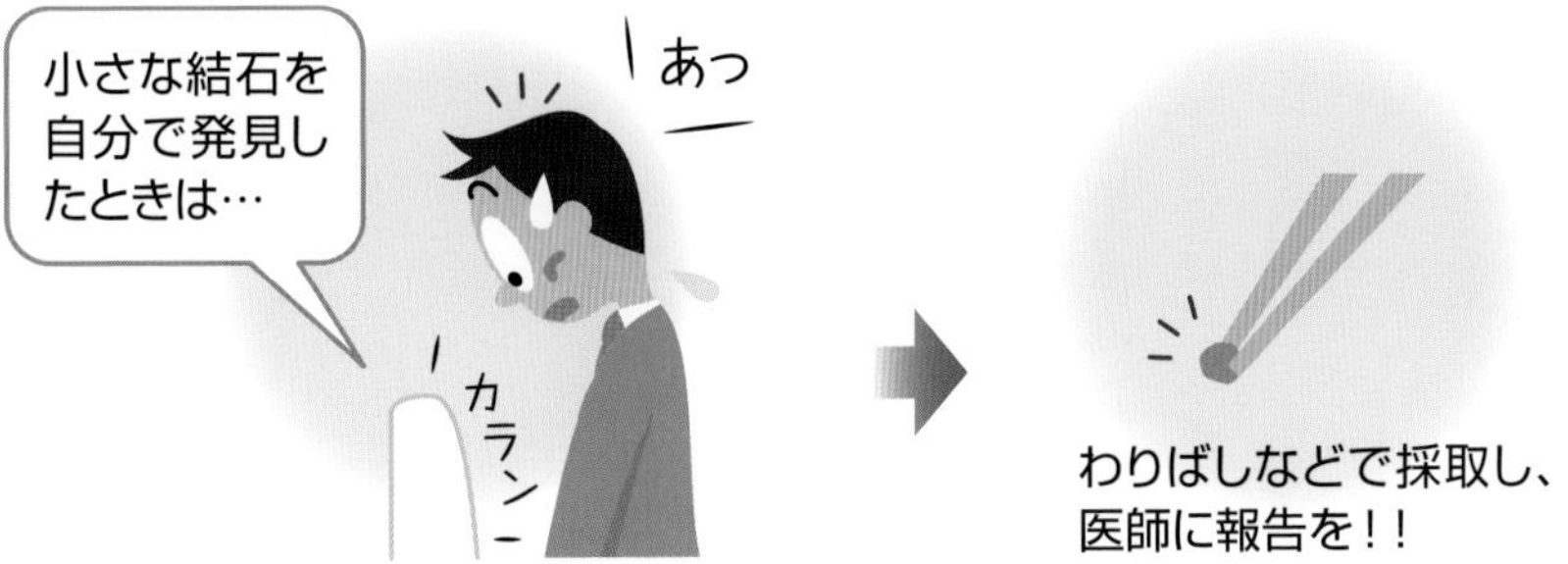
小さな結石を
自分で発見し
たときは…
あっ
カランー
わりばしなどで採取し、
医師に報告を！！

24時間の尿をためて調べる検査

結石と関連の深い物質の濃度や量を測定

項目	基準値
クレアチニン	15～20mg/kg（女性）　20～25mg/kg（男性）
カルシウム	4.0mg/kg／日未満（男女）
尿酸	750mg／日未満（女性）　800mg／日未満（男性）
シュウ酸	45mg／日未満
クエン酸	320mg／日以上*　*女性では、性周期による変動に留意する
ナトリウム	4.0～8.0g／日（170～340mEq／日）
カリウム	1.0～2.5g／日（25～65mEq／日）
マグネシウム	75mg／日以上
リン	500～2000mg／日

『尿路結石症診療ガイドライン 第2版』2013年版（金原出版）を参考に改変

カルシウム負荷試験

カルシウムを経口摂取し、尿中のカルシウム排泄量を調べる

尿路結石症の診断

診断とともに治療方針を決めていく

尿路結石の診断の流れは、左頁の図のようになります。

尿路結石の初期評価、つまり結石が存在するかどうかを確認するために必要な項目は、病歴、症状、尿検査、KUB、超音波検査、血液検査です。これらの結果から、尿路結石の有無を確認します。同時に、結石による激痛を訴える場合は、痛みに対する治療（100頁）を迅速に行います。

尿路結石と診断された場合は、超音波検査、排泄性腎盂尿管撮影、CT検査などによって、結石の場所や大きさ、種類と、尿路がどの程度閉塞しているかを評価します。

尿路結石の治療方針を決めるにあたっては、年齢、合併症の有無、既往症、服用中の薬、結石の個数、部位、大きさ、腎機能障害の有無と程度、尿路感染症の有無などのほか、職業や生活環境なども十分考慮されます。

通常、5㎜以下の結石は、飲水や運動などの日常生活指導のみで、自然排石が期待できます。自然排石が期待できない場合は、排石を促すための薬を用いることもあります（108頁）。尿酸結石やシスチン結石に対しては、結石を溶かす薬が用いられます（110頁）。

結石が大きく、自然排石できないものに対しては、体外衝撃波結石破砕術（112頁）、経皮的腎砕石術（116頁）、経尿道的尿管結石砕石術（114頁）などの積極的治療を検討します。

ただし、尿路の閉塞が著しい場合は、尿道からカテーテルを挿入・留置して、腎盂の内圧を減圧するなど、閉塞を解除する緊急処置が必要になります。

尿路結石診断の流れ

【対象：成人の初回・単発・放射線不透過性結石】

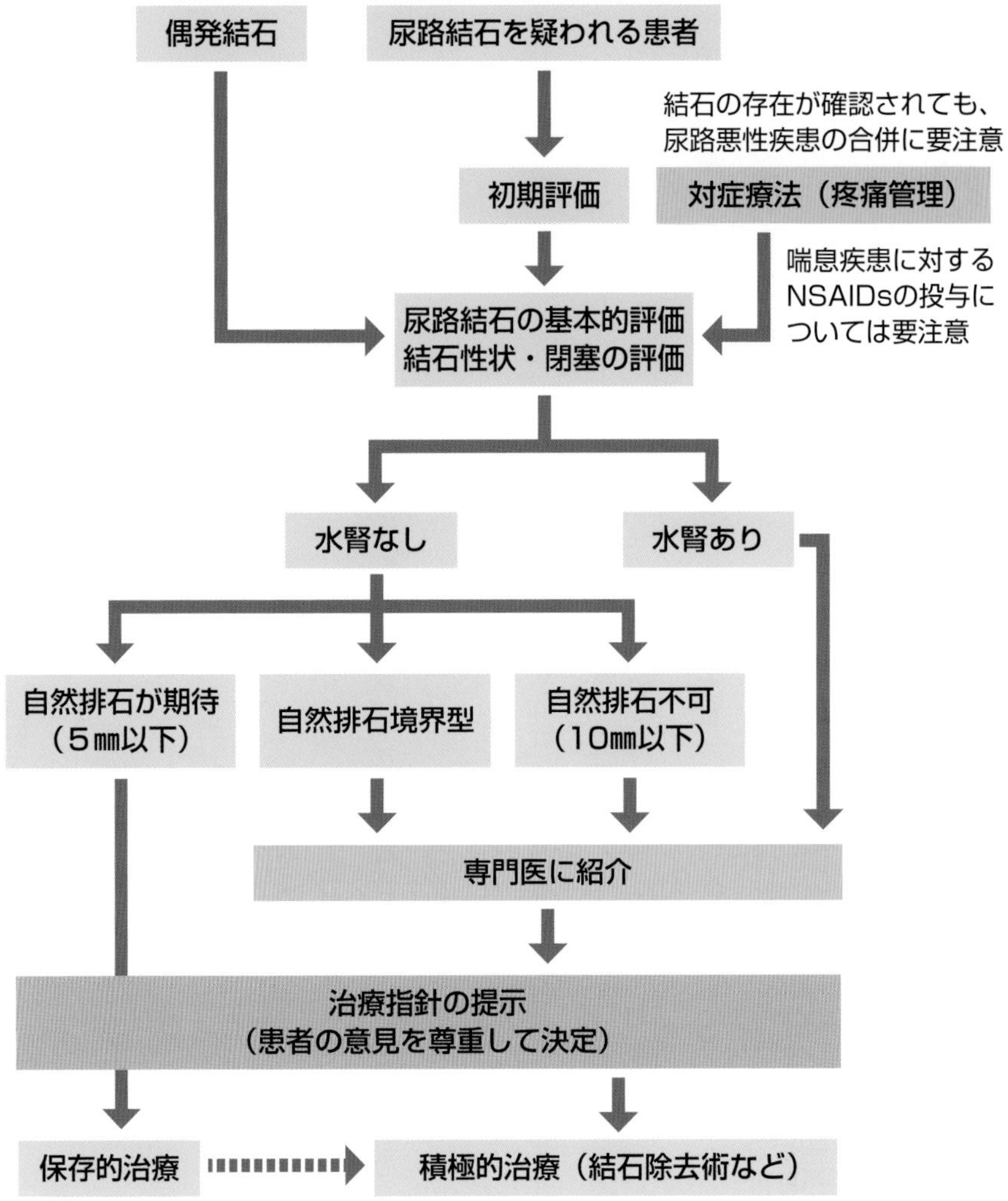

尿路結石症と間違えやすい病気

急激な腹痛が起きる病気

尿路結石の代表的な症状が疝痛発作ですが、急激な腹痛が起きる病気は尿路結石だけではありません。とくに尿路結石と間違えやすい病気には、次のようなものがあります。

●急性膵炎

自らが分泌する消化酵素、膵液によって、膵臓自体が消化されて炎症を起こすものを急性膵炎といいます。急性膵炎では、みぞおちから左わき腹上部にかけて、突然の激痛が起こります。痛みは背中まで広がることもあり、吐き気や嘔吐、発熱をともなうこともあります。重症になると、周辺の臓器や全身に炎症が広がり、死亡することもあります。

●大腸憩室炎

大腸の壁の一部に袋状のくぼみができたものを大腸憩室《けいしつ》といい、大腸憩室に細菌感染が起こり、炎症を起こすものを大腸憩室炎といいます。最もよくみられるのが腹痛で、発熱がみられることもあります。

●胆のう炎

細菌感染によって、胆のうに炎症が起きる病気です。急性のものと慢性のものがあり、急性の場合は、みぞおちや右腹部に激痛が起こり、悪寒《おかん》や吐き気、高熱もみられます。慢性の場合は、右腹部の軽い痛みや圧迫感のほか、吐き気や下痢、便秘がみられることもあります。

●胆石症

胆道にできる石を胆石といい、石のできる場所によって胆のう結石、総胆管結石、肝内結石と呼び名が変わります。脂っこいものを食べたあとなどに腹部に起きる激痛が特徴で、尿路結石と同様、疝痛発作と呼ばれています。

腹痛が起きる尿路結石症以外の主な病気

腹痛が起きたときには「尿路結石症」と自己判断せず、専門の医療機関を受診して腹痛の原因を正しく判断してもらおう

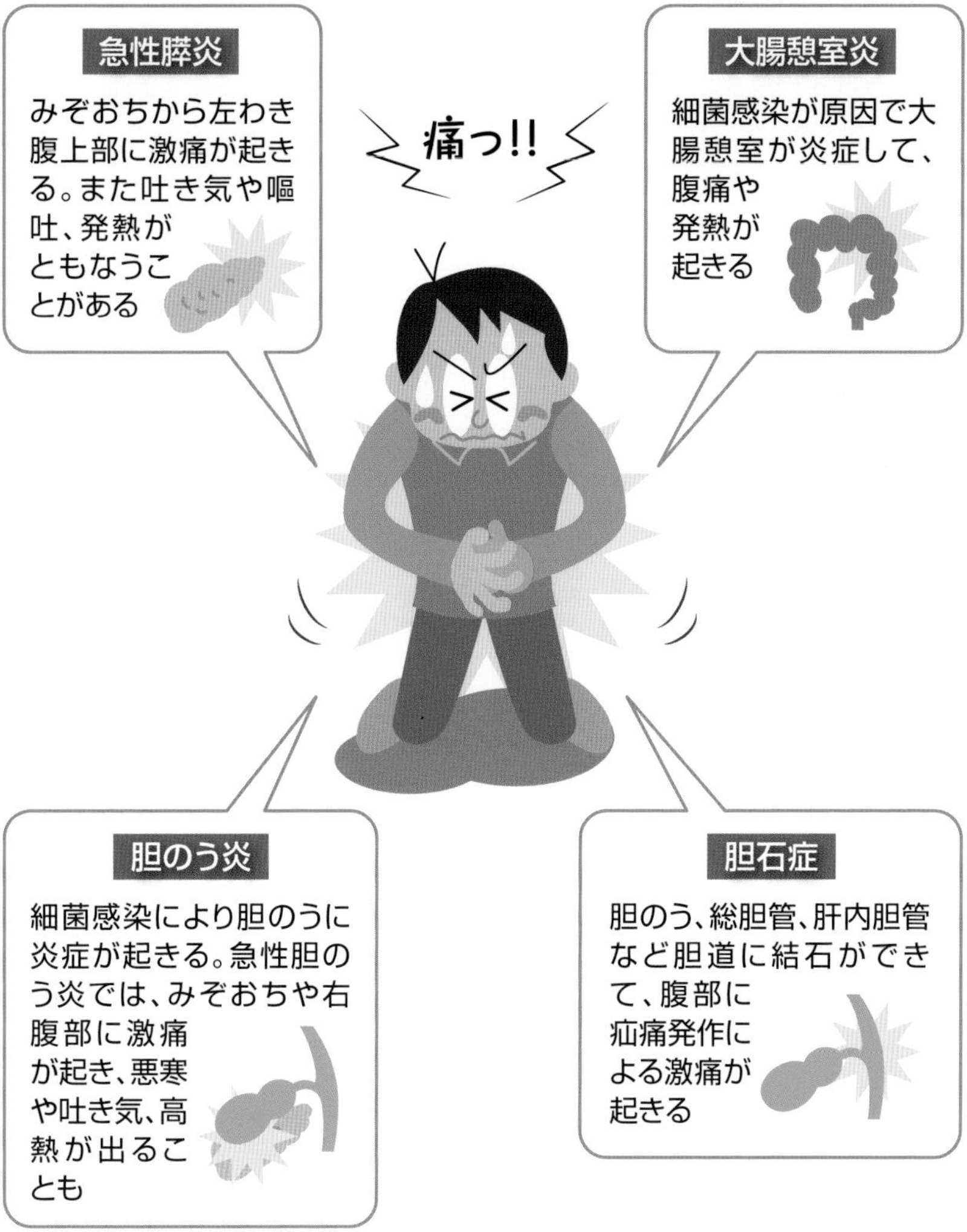
急性膵炎
みぞおちから左わき腹上部に激痛が起きる。また吐き気や嘔吐、発熱がともなうことがある
大腸憩室炎
細菌感染が原因で大腸憩室が炎症して、腹痛や発熱が起きる
痛っ!!
胆のう炎
細菌感染により胆のうに炎症が起きる。急性胆のう炎では、みぞおちや右腹部に激痛が起き、悪寒や吐き気、高熱が出ることも
胆石症
胆のう、総胆管、肝内胆管など胆道に結石ができて、腹部に疝痛発作による激痛が起きる

血尿が出る病気

尿路結石以外で血尿が出る病気には、次のような病気があります。

●悪性腫瘍（がん）

腎盂がんや膀胱がん、尿管がんなど、泌尿器の悪性腫瘍（98頁）は、血尿で発見されることの多い疾患です。血尿があり、結石が小さい場合やはっきりしない場合は悪性腫瘍を疑い、くわしく調べることが重要です。

●前立腺肥大症

前立腺は、男性の膀胱の出口のところに尿道を囲むようにしてあります。男性の場合、この前立腺が年齢とともに肥大することが多く、前立腺の肥大で血尿を認めることがあります。

●尿路感染症

膀胱炎（60頁）や腎盂腎炎（60頁）、尿道炎、前立腺炎など、尿路感染症でも血尿が出ることがあります。膀胱炎のなかでも、出血がメインとなるものを出血性膀胱炎といい、出血した血液がかたまりをつくり、尿道を塞ぐことがあるので注意が必要です。

●糸球体腎炎

腎臓で血液をろ過する糸球体の炎症によって、タンパク尿や血尿が出る病気を総称して糸球体腎炎といいます。急性のものと、慢性のものがあります。

急性糸球体腎炎は、細菌による扁桃や皮膚の炎症などがきっかけで起こります。発熱など、扁桃やのどの炎症が治まって1〜2週間後に、血尿やタンパク尿、むくみ、高血圧、全身倦怠感などが現れます。

慢性糸球体腎炎は、タンパク尿や血尿が1年以上続くものをいいます。免疫反応の異常によって起こるIgA腎症によるものが多いとされています。

●血液をサラサラにする薬剤

心筋梗塞や狭心症、脳梗塞などのために、血液をサラサラにする抗凝固薬という薬を内服していると、血尿が出やすくなります。

血尿が出る尿路結石症以外の主な病気

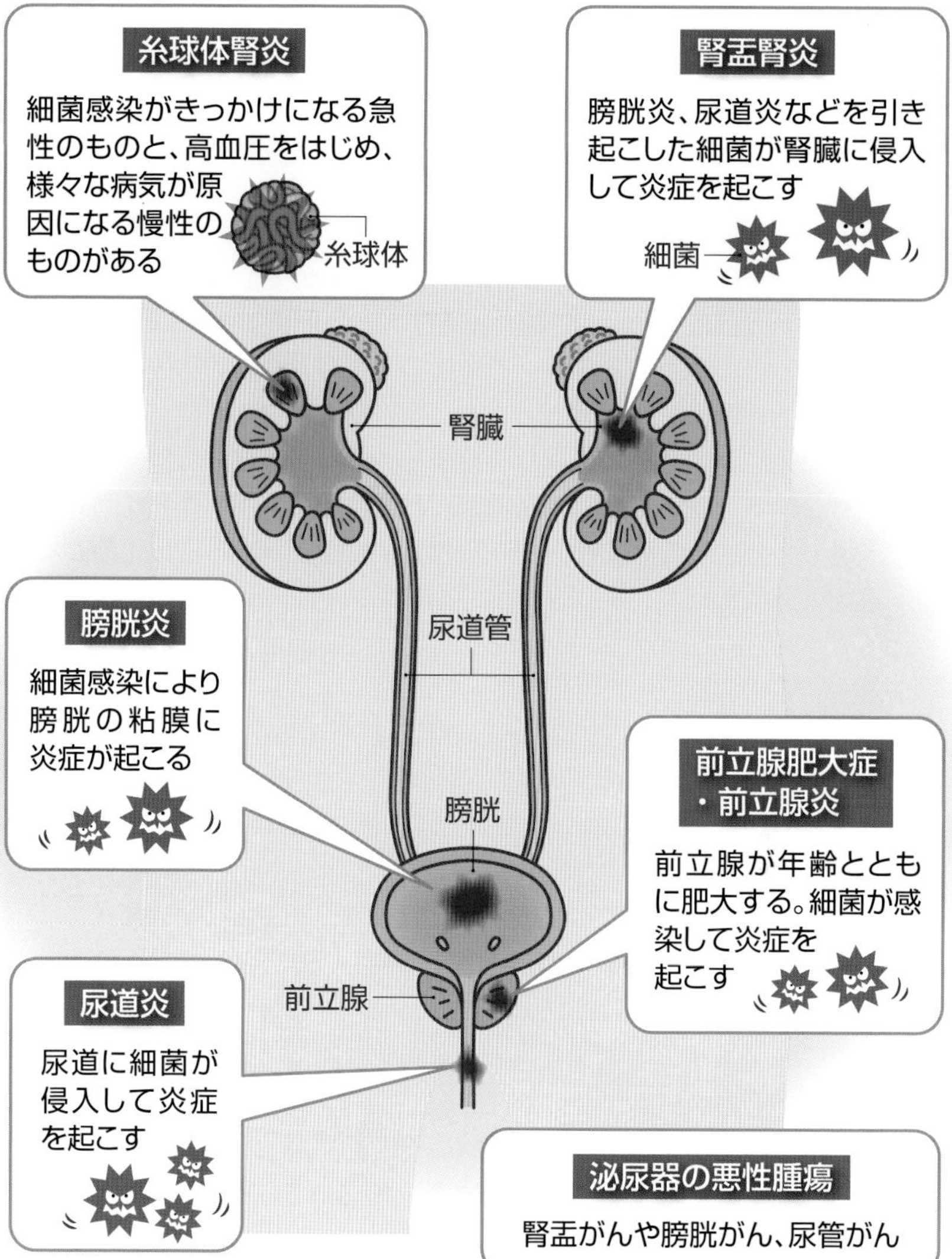
糸球体腎炎
細菌感染がきっかけになる急性のものと、高血圧をはじめ、様々な病気が原因になる慢性のものがある
糸球体
腎盂腎炎
膀胱炎、尿道炎などを引き起こした細菌が腎臓に侵入して炎症を起こす
細菌
腎臓
尿道管
膀胱炎
細菌感染により膀胱の粘膜に炎症が起こる
膀胱
前立腺肥大症・前立腺炎
前立腺が年齢とともに肥大する。細菌が感染して炎症を起こす
前立腺
尿道炎
尿道に細菌が侵入して炎症を起こす
泌尿器の悪性腫瘍
腎盂がんや膀胱がん、尿管がん

血尿は健診や病院の検査で発見して指摘されるものと、目でみて尿の色の変化に気がつくものがある。どちらも血尿が出たときには、その原因を解明する必要がある

column

血尿の症状で発見される尿路悪性疾患

尿路悪性疾患は尿路がんとも呼ばれ、尿路にできるがんの総称です。「尿路がん」という呼び名にはあまり馴染みがないかもしれませんが、「膀胱がん」といえば、聞き覚えがあるのではないでしょうか?

膀胱がんは、尿路がんのなかでも最も発生頻度の高いがんで、そのほかにも「腎盂がん」「尿管がん」「尿道がん」があります。

尿路がんには、尿路に多発しやすいという特徴があり、膀胱に複数の膀胱がんが発生したり、膀胱がんと腎盂がんや尿管がんが同時に発生したりすることがあります。尿路がんは男性や60歳以上の高年齢者に多くみられ、近年は女性の喫煙率の上昇から、女性の尿路がんが増えているという報告もあります。

実は、この尿路がんが発見されるきっかけとなるのが血尿です。

多くのがんは、早期にはこれといった症状を現さず、進行してから急激に痩せてきたり、激しい痛みを起こしたりするものです。そのため発見が遅れ、治療に難渋するのですが、尿路がんの場合、比較的早期から血尿が出現することが多いのです。

血尿には、肉眼で見てわかる「肉眼的血尿」と、顕微鏡で観察しなければわからない「顕微鏡的血尿」がありますが、いずれも絶対に放置してはいけません。排尿時に血尿が見られた場合も、健診で「尿潜血陽性」と指摘された場合も、できるだけ早く泌尿器科を受診するようにしてください。

また、頻尿や排尿痛といった症状にも注意が必要です。尿路がんの症状は、尿路結石の症状と似ていますが、尿路結石は適切な治療を施せば、命を落とすような病気ではありません。しかし、尿路がんは一刻を争う病気です。気になる症状があるときは、早めに受診して、くわしい検査を受けるようにしましょう。

第3章

尿路結石症の治療

尿路結石と診断されたら、まずは結石を除去するための治療が行われます。結石が小さければ、薬物療法や生活改善で自然に排石される場合もありますが、自然排石が困難な場合は、体外衝撃波や内視鏡を用いる手術で結石を除去します。

症状や尿路の状態を改善する

疝痛発作への対応

尿路結石は、血尿や排尿痛などの自覚症状があって受診、検査を受け、診断される場合もありますが、ある日突然、疝痛発作（62頁参照）を起こして受診することが多いものです。疝痛発作が起きているときは、まずは痛みを鎮めるための治療が必要です。

尿路結石による痛みは、尿路に結石が詰まることで、尿の流れがせき止められ、腎盂の内圧が高まることで生じます。腎盂の内圧が高まると、腎臓の壁の緊張が増し、これが激痛を起こさせます。また、結石による尿管粘膜の損傷、さらには尿や結石を押し流そうとする尿管の激しいけいれんなどが相まって、痛みを増強させるのです。

つまり、激痛のいちばんの原因は、結石による尿路の閉塞ですから、根本治療は尿路の閉塞を解除することなのですが、尿路結石の痛みは尋常ではありません。まずは対症療法として、痛みを取り除く治療を行うのが先決です。

そこでまず用いられるのが、「NSAIDs」と呼ばれる鎮痛薬です。通常は坐薬として投与します。NSAIDsとは、非ステロイド系抗炎症薬の総称で、鎮痛作用のほか、抗炎症作用、解熱作用があります。ただし、すでに腎機能が低下している人にNSAIDsを使用すると、さらに腎機能を悪化させる場合があるので注意が必要です。また、NSAIDsは、ぜんそく発作を誘発することがあるので、ぜんそくの患者さんも基本的には禁忌となります。

NSAIDs以外では、「カルシウム拮抗薬」や「α遮断薬」を用いることがあります。これらは、尿管を拡張する作用を持つ排石促進薬ですが、痛みを予防的に緩和する効果も期待できます。

薬物療法で痛みを抑える

痛みに対応する3つの薬物療法

1 非ステロイド系抗炎症薬（NSAIDs）

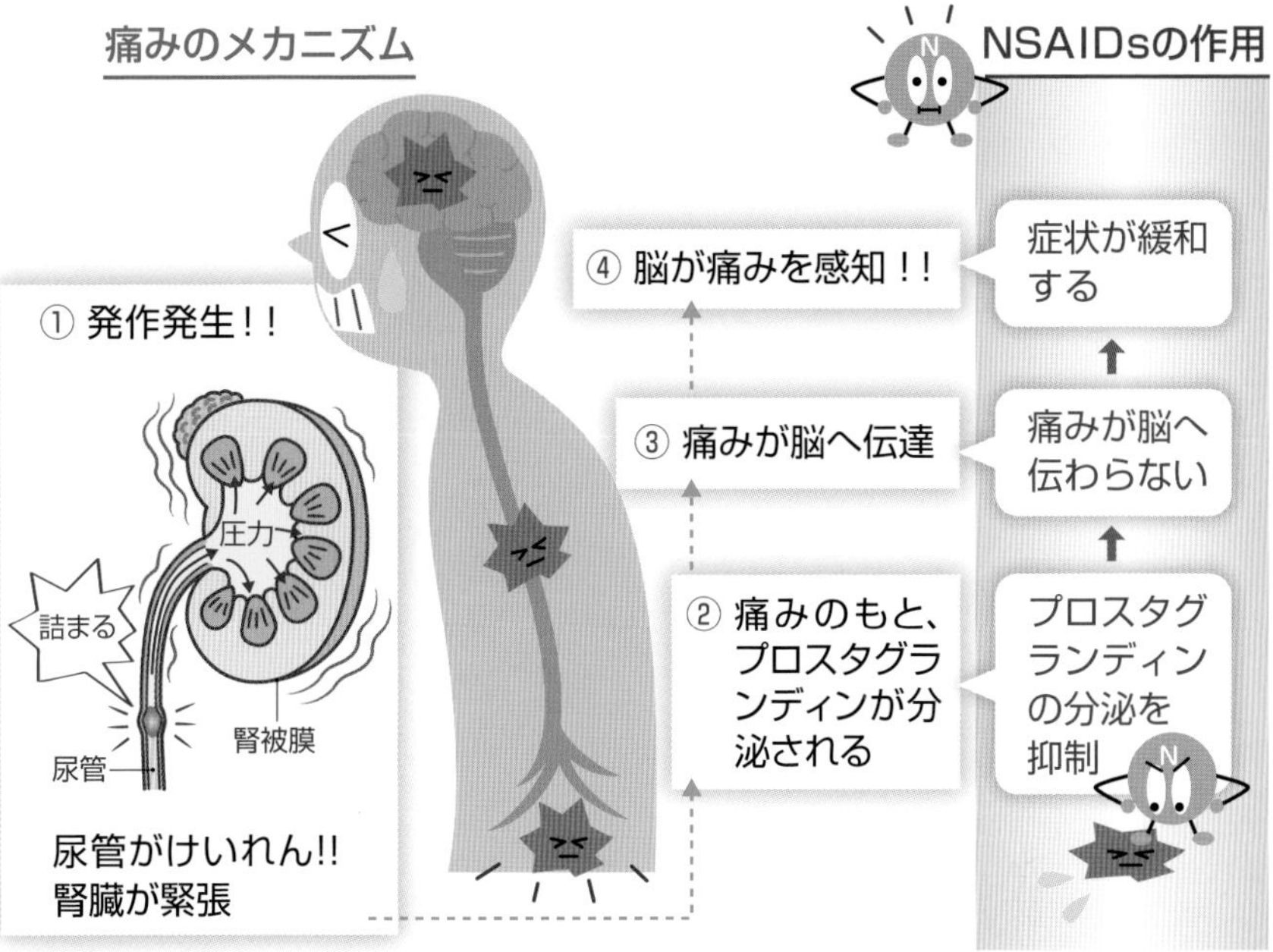

2 鎮痙薬

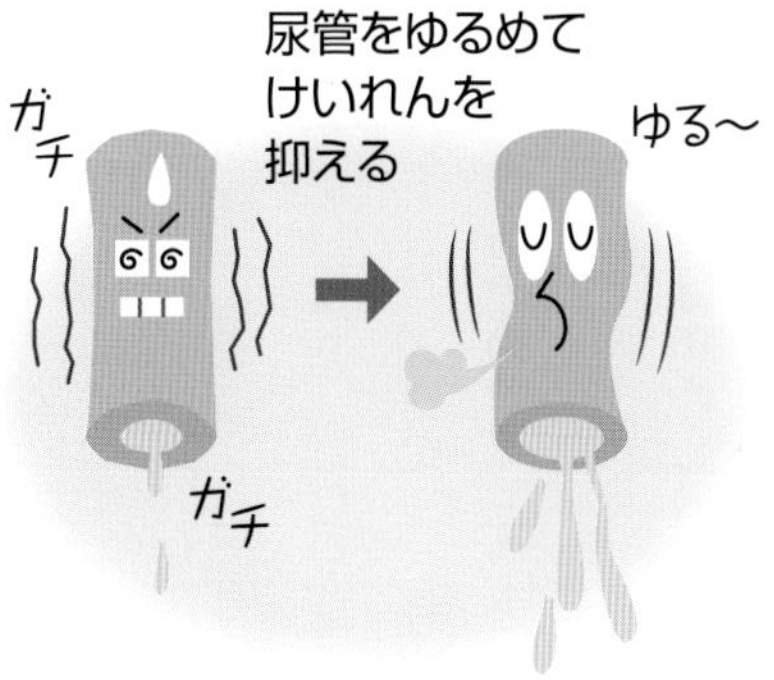

3 カルシウム拮抗薬やα遮断薬

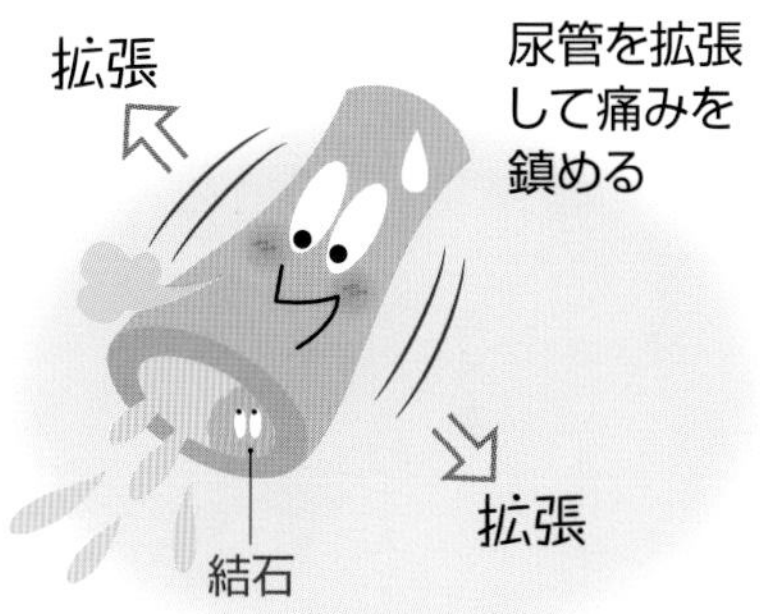

尿流の停滞と尿閉への対応

薬で痛みをコントロールできない場合や、尿路の閉塞によって腎盂腎炎などの尿路感染を起こしている場合などは、一時的に尿路の閉塞を解除する緊急処置を行います。とくに、腎盂腎炎が重症化すると、全身に細菌がまわり、敗血症となって命に関わることもあるので、早急な処置が必要です。

「尿管ステント留置術」は、尿管ステントという管を尿管に留置して、尿の通り道をつくる治療法で、尿道から内視鏡（膀胱鏡）を挿入して行います。麻酔は、坐薬（肛門から挿入する痛み止め）や麻酔薬の点滴を用います。

まず、尿管カテーテルと呼ばれる管を結石よりも上部（腎臓側）に挿入し、腎盂にたまった尿を排出させます。腎盂にたまった尿が排泄されると、閉塞にともなう激痛や尿路感染、腎機能低下などを改善することができます。そして、尿管ステントを挿入・留置します。腎盂にたまった尿は、ステントの中を流れて排泄されるというしくみです。

尿管ステントを留置後は、血尿、排尿痛、頻尿、残尿感などの症状が出ることがあります。かなり症状が強い場合には、尿管ステントが長過ぎたり、体内で振動したりしている可能性があるので、主治医に相談するようにしましょう。

なお、尿管ステントは、永久に留置するものではなく、一時的な留置が一般的です。長期に留置する患者さんでも、約3ヵ月ごとに交換が必要になります。

一方で、結石により尿管が極端に狭くなっている場合などは、尿管ステント留置術を断念し、「腎瘻《じんろう》」といって、背中から腎臓に直接管を挿入し、腎盂にたまった尿を体外へ排泄させる方法に切り替えることもあります。

また、膀胱より下の尿道に結石がつまって閉塞している場合は、尿道からカテーテルを挿入し、結石を膀胱へ押し戻すという方法がとられます。

尿路の閉塞を解除し、痛みを鎮める緊急処置

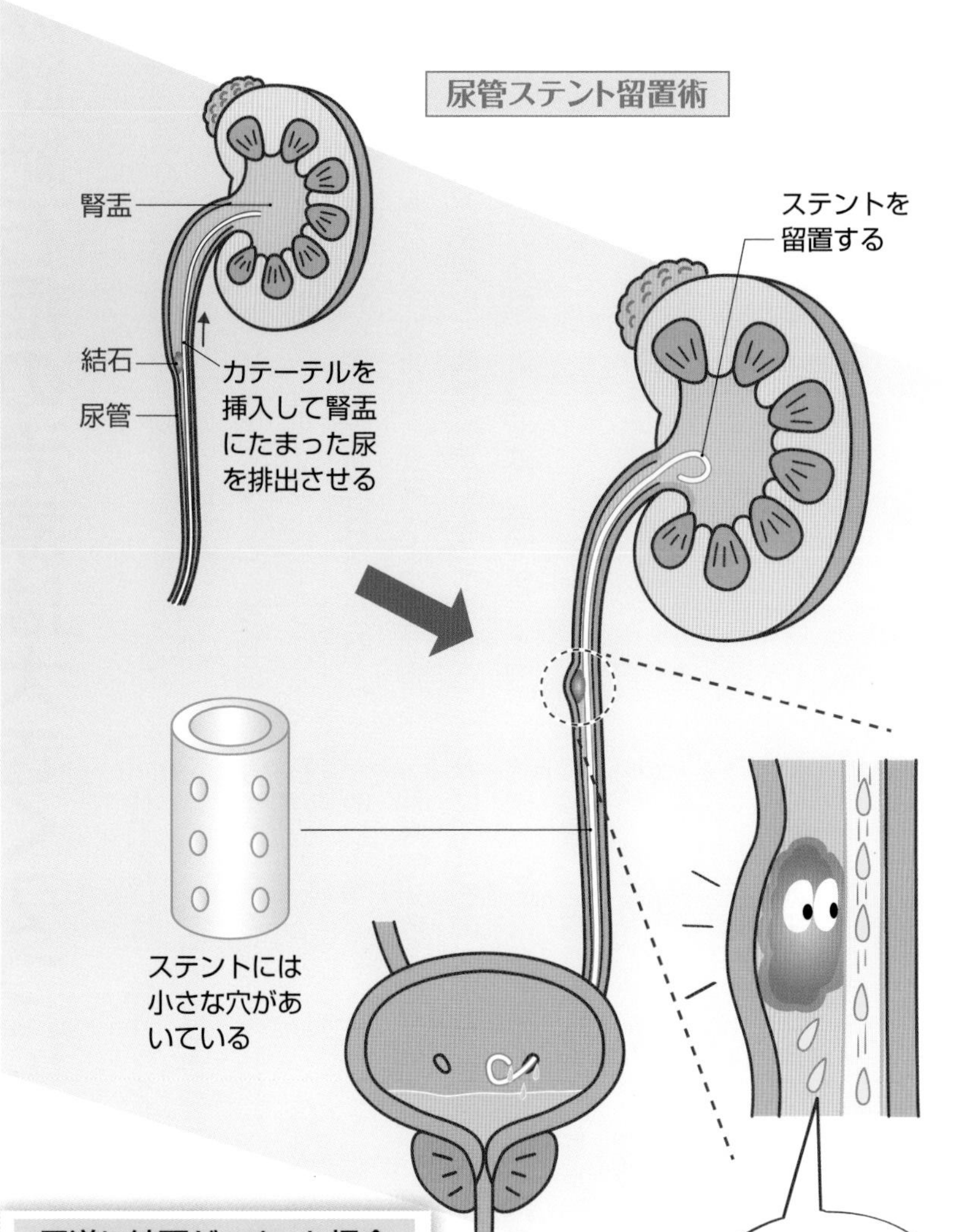
尿管ステント留置術
腎盂
結石
尿管
カテーテルを挿入して腎盂にたまった尿を排出させる
ステントを留置する
ステントには小さな穴があいている
通れる♪

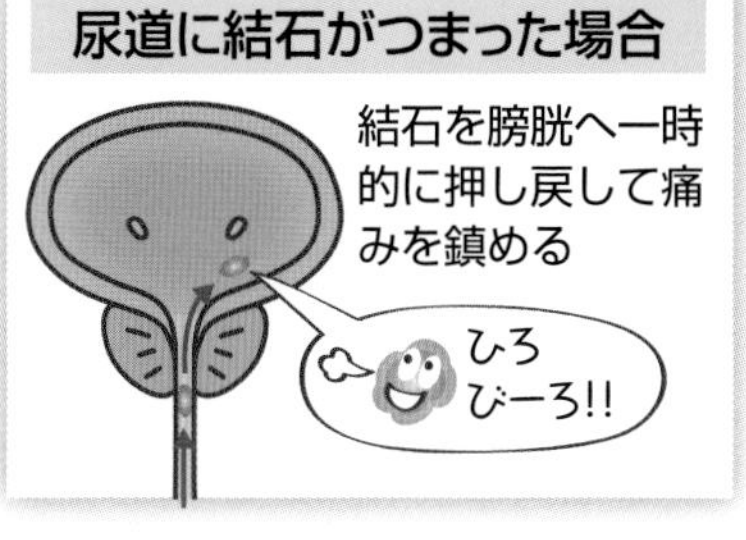
尿道に結石がつまった場合
結石を膀胱へ一時的に押し戻して痛みを鎮める
ひろびーろ!!

尿路結石症の治療は大きく2つに分けられる

保存的治療と積極的治療

尿路結石の治療法は、「保存的治療」と「積極的治療」の2つに大きく分けられます。

保存的治療とは、結石を尿と一緒に自然に排石させるものです。水分の多量摂取、運動などの生活指導や、利尿薬などを用いる薬物療法によって、排石を促します。結石の種類によっては、薬で結石を溶かして排石を促します。

一方、積極的治療とは、文字どおり、自然に排石されるのを待つのではなく、積極的に結石を除去する治療法、いわゆる手術療法です。積極的治療というと、かつては開腹手術によって結石を取り出すしかありませんでしたが、現在は治療法が進歩し、開腹せずに、結石を砕いて取り出す砕石術《さいせき》が主流となっています。

砕石術には、体外から衝撃波を当てて結石を砕く「ESWL（体外衝撃波結石破砕術）」と内視鏡治療があり、内視鏡治療には「TUL（経尿道的尿管結石破砕術）」と「PNL（経皮的腎砕石術）」の2つがあります。

保存的治療と積極的治療、どちらの適応となるのかは、結石の大きさや種類、場所、腎機能や尿路の状態などのほか、患者の年齢や職業、全身状態なども考慮して判断しますが、基本的には、自然排石が期待できるかどうかがポイントになります。

4㎜以下の結石は自然に排石される可能性が高いので、保存的治療を試みます。ただし、保存的治療で効果がみられない場合は、積極的治療へ移行します。4㎜以上、とくに10㎜を超えるような大きい結石は、自然排石される可能性は低いため、積極的治療の適応となります。

治療法選択の目安

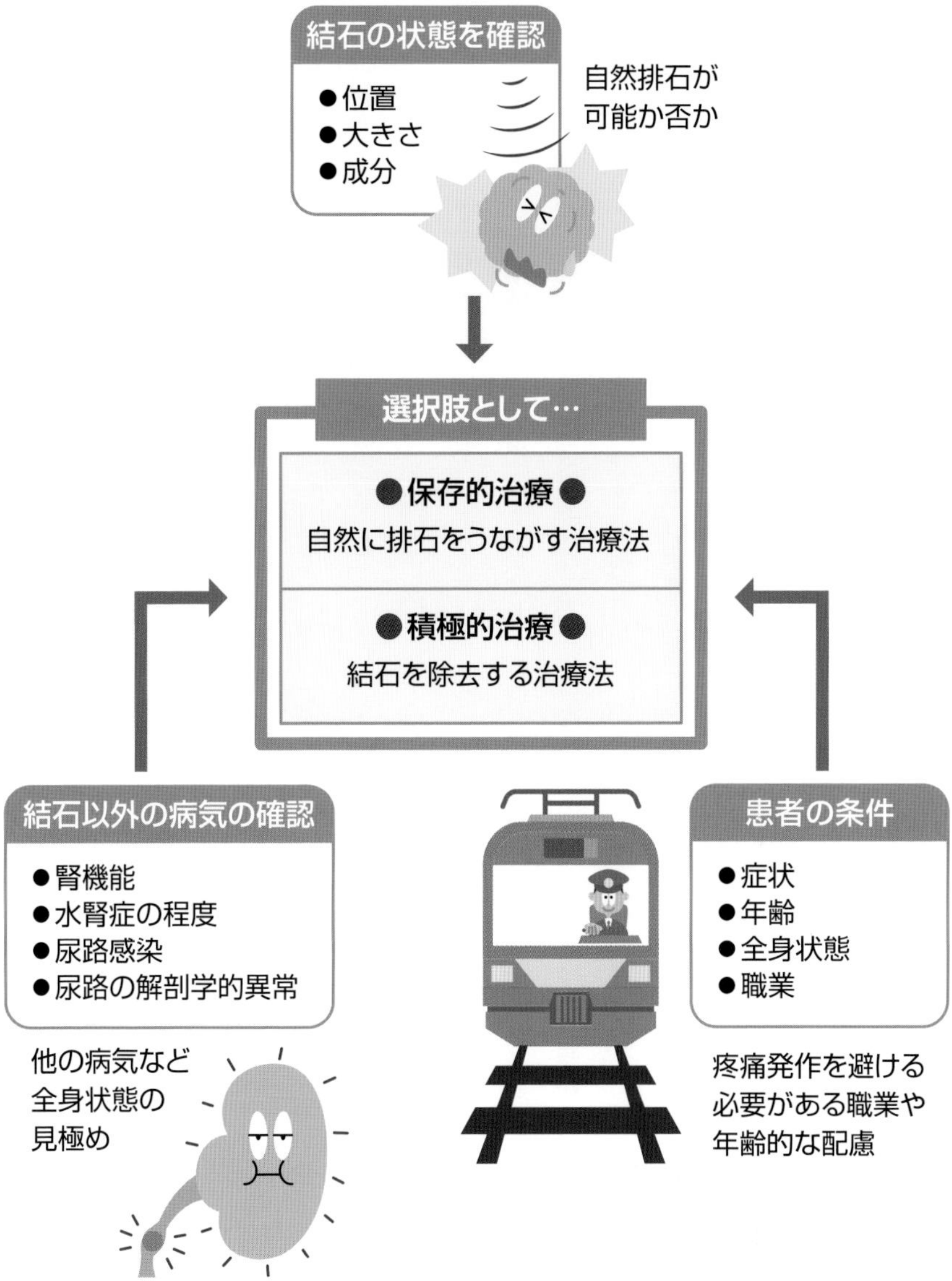
結石の状態を確認
●位置
●大きさ
●成分
自然排石が
可能か否か
選択肢として…
●保存的治療●
自然に排石をうながす治療法
●積極的治療●
結石を除去する治療法
結石以外の病気の確認
●腎機能
●水腎症の程度
●尿路感染
●尿路の解剖学的異常
他の病気など
全身状態の
見極め
患者の条件
●症状
●年齢
●全身状態
●職業
疼痛発作を避ける
必要がある職業や
年齢的な配慮

尿路結石症の保存的治療

自然排石を促し、経過観察をする

尿路感染や腎機能低下がなく、結石のサイズが小さい場合には保存的治療を行います。結石が尿と一緒に自然に排石されるのを待つ療法ですが、じっと待てばよいというものではなく、患者さんがむしろ積極的に取り組むべきことがいくつかあります。

1つが水分摂取です。積極的な水分摂取によって尿量が増え、尿管の蠕動運動が活発になります。その結果、結石が降りて来やすくなるのです。また、結石があると、尿路感染を起こしやすくなります。水分摂取は、尿路感染防止のためにも重要です。

水分摂取量は、1日2ℓくらいを目標にします。とくに運動後は発汗分も補うように、飲水量を多くする必要があります。

水分の補給源としては、水か、シュウ酸含有量の少ない麦茶やほうじ茶を薄めて飲むことが勧められます。水の場合は、硬水でも軟水でもかまいません。

結石を排泄しやすくするためには、適度な運動も効果的です。古典的な方法ですが、縄跳びやジャンプ、階段下降などの重力運動をすると、結石が降りて来やすくなるとされています。また、下腎杯にある結石では、ときどき逆立ちするのも有効です。これらの重力運動は、排尿前に行うとより効果的です。

保存的治療では、飲水や運動とともに、このあとに紹介する薬物療法を併用することもあります。

こうした治療を続けることで、4㎜以下の小さな結石であれば、30~40日のうちに、約80%の割合で排石されるとされています。保存的治療を受けた患者さん全体をみても、多くが治療開始後約6ヵ月以内に排石に成功しています。3~6ヵ月待っても排石されない場合は、積極的治療に移行します。

自然排石、成功の秘訣は？

何もせずにじっと待っていれば、自然に排石
されるというものではない

積極的な水分摂取

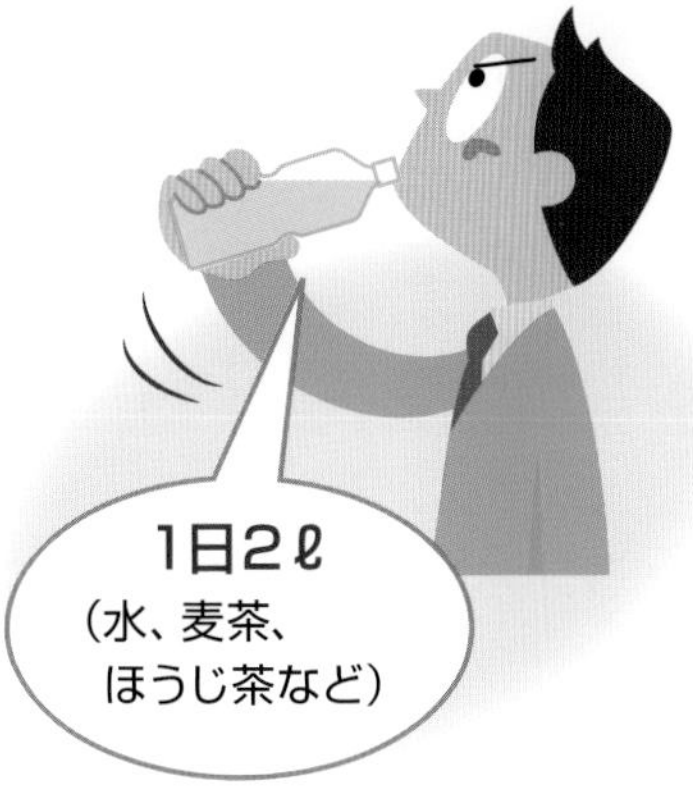

※運動後は多めに水分補給を！！

＋

積極的に運動をする

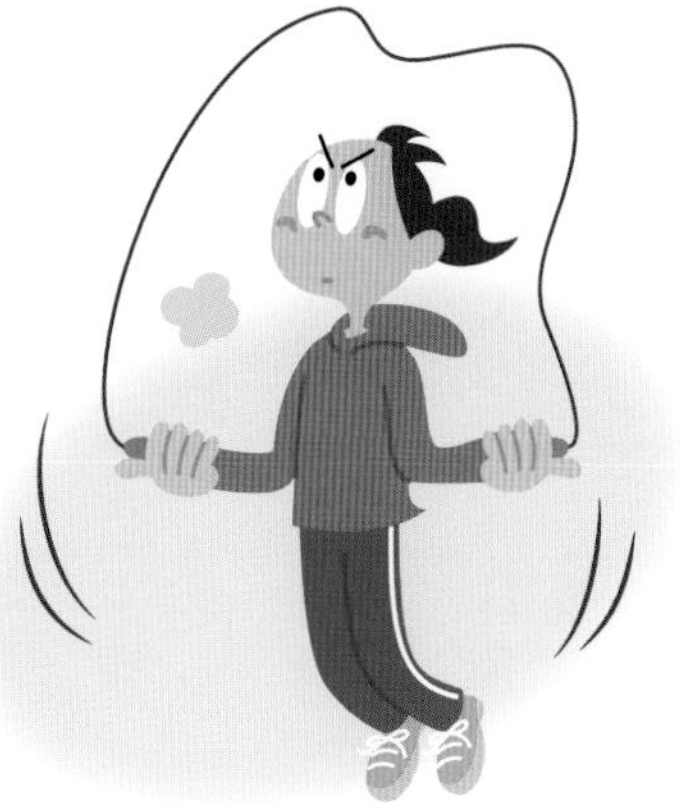

縄跳びやジャンプ、階段下降など

補助的に尿管拡張薬や利尿薬、鎮痛薬など

＝

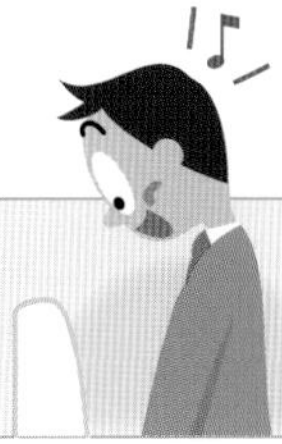

排石

4㎜以下の結石であれば30～40日のうちに、
約80%の割合で排石されるといわれている

3～6ヵ月待っても排石されない場合は、積極的治療も選択肢に

（※積極的治療 112ー117頁参照）

自然排石を補助する薬物療法

保存的治療の薬物療法には、大きく分けて4つの目的があります。

1つ目の目的は、自然排石の促進を補助することです。そこで、尿量を増やして、尿を排泄しやすくする利尿作用や、尿管の攣縮《れんしゅく》を抑える作用のある薬などを用います。攣縮とは、けいれん性の収縮のことで、尿路結石では尿管の攣縮によって尿管が狭くなり、痛みが増強したり、尿が出にくくなったりして、排石を妨げます。そのため、尿管の攣縮を抑える薬が用いられます。一方、利尿薬は、飲水による排石促進を補助する目的で用いられます。

例えば、「ウロカルソン（商品名）」は、通常の尿管の蠕動運動は妨げず、異常な緊張や攣縮だけを抑制します。また、穏やかな利尿作用も排石促進に作用します。

2つ目の目的は、疼痛（ズキズキとうずくような痛みのこと）のコントロールです。保存的治療で経過をみている間に疼痛が頻発すると、治療に支障を来します。

経過中に疼痛を訴える場合は、「ブスコパン（商品名）」など尿管の攣縮を抑える鎮痙薬《ちんけいやく》を用います。ブスコパンには、痛みや違和感などの症状を緩和するとともに、排石を促進する作用もあるとされています。また、1つ目の目的である自然排石を促すために用いられる「ウロカルソン」には、尿管の異常な攣縮を抑える作用があるため、疼痛緩和にも用いられます。

なお、激痛の疝痛発作が起きたときは、先に述べたNSAIDsの坐薬を用います。

3つ目の目的は、尿路感染症を合併したときに、これを治療して、保存的治療を継続可能にすることです。尿路感染症の治療には、抗菌薬を用います。

そして、4つ目の目的は、次に紹介する「結石溶解療法」です。

保存的薬物療法４つの目的

保存的治療の薬物療法には、
大きく分けて4つの目的がある

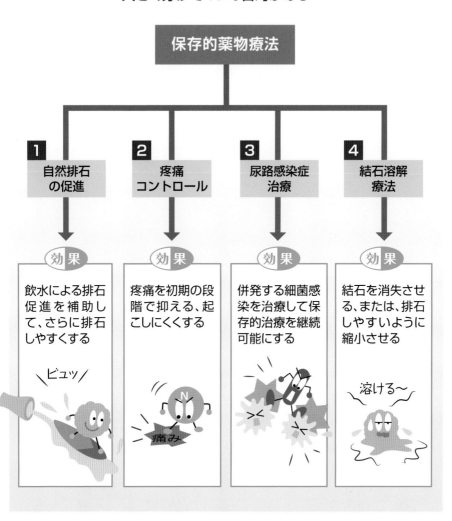

保存的薬物療法

1 自然排石の促進

効果：飲水による排石促進を補助して、さらに排石しやすくする

2 疼痛コントロール

効果：疼痛を初期の段階で抑える、起こしにくくする

3 尿路感染症治療

効果：併発する細菌感染を治療して保存的治療を継続可能にする

4 結石溶解療法

効果：結石を消失させる、または、排石しやすいように縮小させる

結石を溶解する薬物療法

薬物療法によって結石を溶かして、消失させる、あるいは排石しやすいように小さくする治療法を「結石溶解療法」といいます。

結石溶解療法の適応となるのは、尿酸結石とシスチン結石です。上部尿路結石の大部分を占めるのはシュウ酸カルシウム結石ですが、残念ながらシュウ酸カルシウムを薬で溶かすことはできません。また、嵌頓《かんとん》（66頁参照）といって、長期にわたって尿管粘膜に強く癒着している結石（嵌頓結石という）も、結石溶解療法の対象にはなりません。

尿酸結石とシスチン結石は、いずれもアルカリ性の尿に溶けやすい性質があるため、それを利用して結石を溶かします。

尿をアルカリ化する薬には、「重曹（重炭酸ナトリウム）」と「クエン酸製剤（商品名：ウラリット）」があります。ただ、重曹はナトリウムを多く含み、高カルシウム血症を引き起こすなどの悪影響があるため、現在は主にクエン酸製剤が用いられています。

尿中の尿酸結石やシスチン結石の溶解度は、pHの上昇にともない飛躍的に上昇します。しかし、尿がアルカリ性に傾きすぎると、リン酸カルシウム結石ができやすくなります。尿のpHは、尿酸結石の場合は6～6・5、シスチン結石の場合は7～7・5程度に保つのが望ましいとされています。

また、尿酸結石の場合は、より効果を高めるために、尿酸の生成を抑える「アロプリノール」「フェブキソスタット」という薬を併用します。こうして尿酸結石が完全に消失するまでには、数ヵ月から1年程度かかるとされています。

シスチン結石では、尿中のシスチンを溶けやすい性質に変える「チオプロニン」という薬を併用します。ただ、シスチン結石は薬物療法だけでは溶けきらず、自然排石が難しいことも多いようです。そのような場合は、積極的治療を併用します。

結石を小さくする「結石溶解療法」

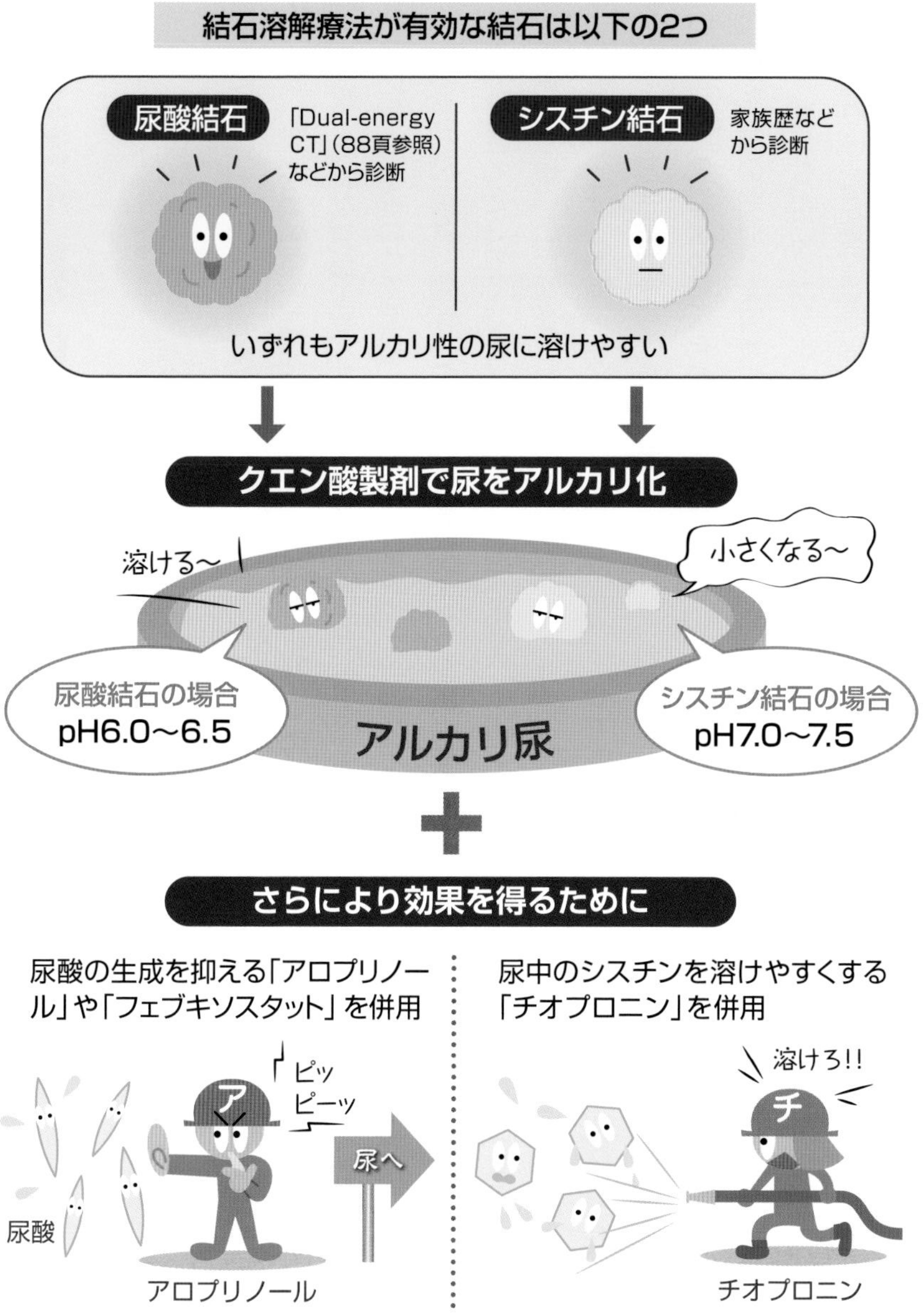
結石溶解療法が有効な結石は以下の2つ
尿酸結石
「Dual-energy CT」(88頁参照)などから診断
シスチン結石
家族歴などから診断
いずれもアルカリ性の尿に溶けやすい
クエン酸製剤で尿をアルカリ化
溶ける〜
小さくなる〜
尿酸結石の場合
pH6.0〜6.5
アルカリ尿
シスチン結石の場合
pH7.0〜7.5
さらにより効果を得るために
尿酸の生成を抑える「アロプリノール」や「フェブキソスタット」を併用
尿中のシスチンを溶けやすくする「チオプロニン」を併用
ア
ピッ
ピーッ
尿へ
尿酸
アロプリノール
溶けろ!!
チ
チオプロニン

尿路結石症の積極的治療

砕石治療①～体外衝撃波結石破砕術（ＥＳＷＬ）

「ＥＳＷＬ」とは、体の外から衝撃波を当てて、結石を小さく砕いてから、自然排石を促す治療法です。

ＥＳＷＬは、特殊な装置で発生させた衝撃波を、体内の結石に焦点を合わせて照射し、石だけを砕きます。10㎜の結石の場合、約80％の確率で4㎜以下に砕くことができるとされています。しかし、ＣＴスキャンで結石が硬いと診断された場合では、成功率はかなり低下します。また、適応条件としては、レントゲンで場所が特定できる、抗凝固薬を服用していない、大動脈瘤による石灰化がないことです。

ＥＳＷＬは1回の治療で1カ所のみで、結石の大きさや位置、種類などによって、1回の治療で完治する場合もあれば、複数回行わなければならない場合もありますが、1回の治療は30～60分と短時間ですみます。全身麻酔を使わないので、外来で治療を受けることもできます。入院する場合でも、2～3日と短期間です。また、副作用・後遺症はほとんどなく、治療後はすぐに日常生活や職場に復帰できます。

ＥＳＷＬは、腎結石と尿管結石のほとんどすべてが適応となります。また、小児から高齢者まで、年齢的な制限もありません。

ＥＳＷＬは、このようにメリットの多い治療法ですが、いくつかのデメリットもあります。

結石を砕いてから排石されるまでには、通常2～3ヵ月かかるとされ、その間に破砕片が尿管などに引っかかると、激痛発作が起きることがあります。破砕片が尿管に詰まった状態が長く続くと、感染症や腎機能低下のリスクが高まります。

また、結石が硬すぎて砕けない場合などは、次に紹介する内視鏡治療を追加する必要があります。

体外からの衝撃波で自然排石を促す治療法

ESWL（体外衝撃波結石破砕術）の治療の流れ

※ESWL=extracorporeal shock wave lithotripsy

結石に焦点を合わせ、衝撃波を照射。結石だけを砕くことができる

10mmの結石の場合、約80％の確率で4mm以下に砕くことができる

腎結石

衝撃波発生装置

X線装置

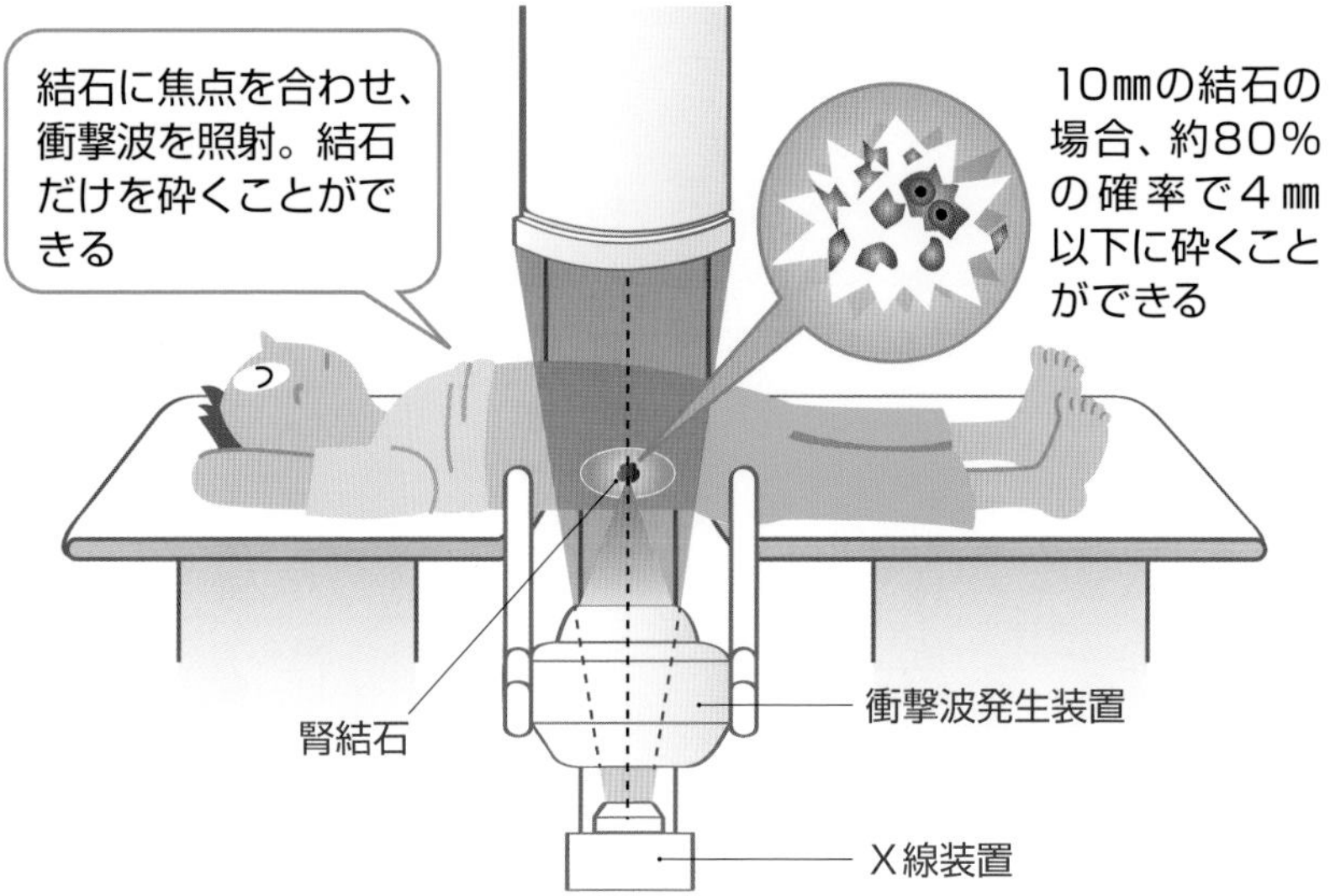

メリット

- 1回の治療は30～60分と短時間
- 外来で治療可能
- 年齢制限がない
- 健康保険が適用

高齢者もOK!!

病院

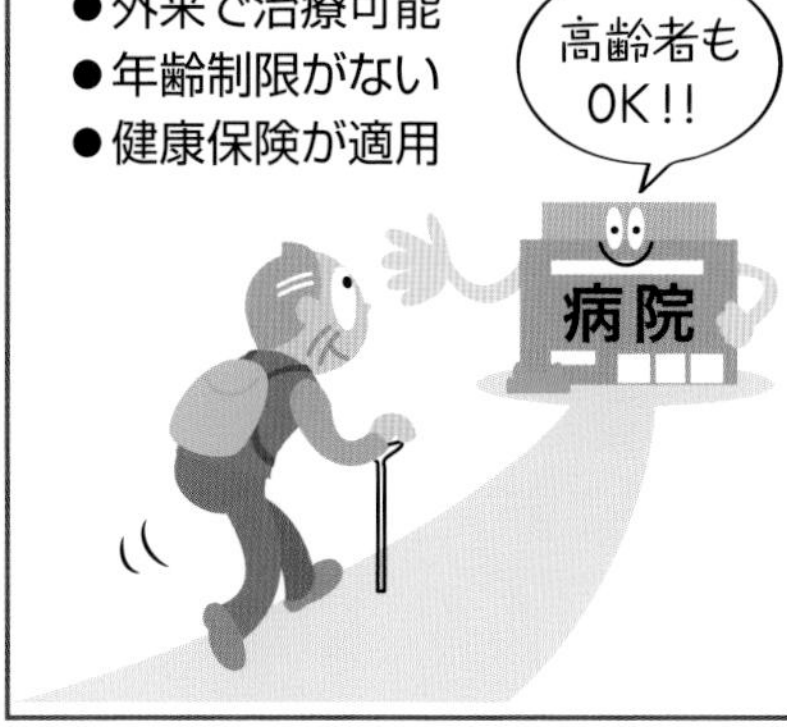

デメリット

- 破砕片による激痛発作の可能性も
- 結石が硬すぎて砕けない場合がある

衝撃波も大丈夫!!

カチ カチ

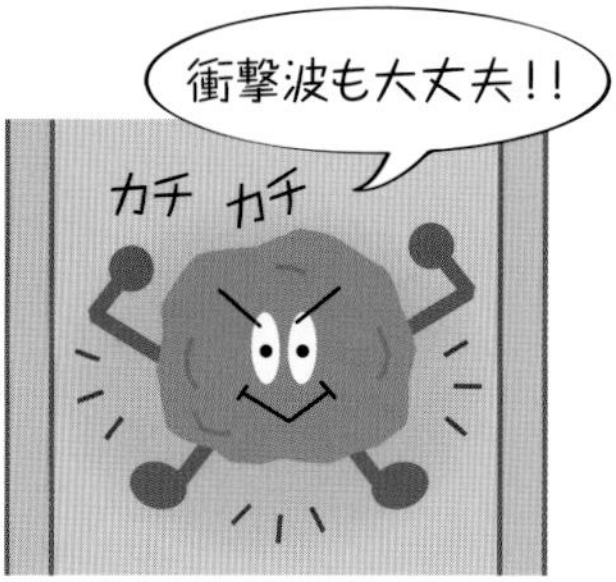

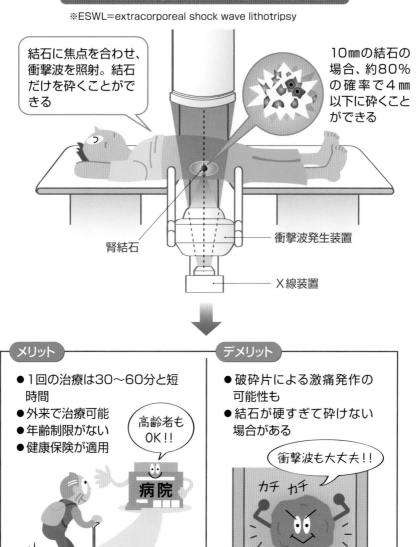

砕石治療②～経尿道的尿管結石砕石術（TUL）

内視鏡治療には、「経尿道的尿管結石砕石術（TUL）」と「経皮的腎砕石術（PNL）」の2種類があります。かつては、積極的治療の約9割をESWLが占めていました。しかし近年は内視鏡が進歩し、現在は約60％以上の割合で内視鏡治療の方が多く行われています。今後も尿路結石の積極的治療は、内視鏡治療が主流になっていくものと思われます。

内視鏡治療のうち、尿道から内視鏡を挿入し、レーザーや空気衝撃波などの砕石装置で結石を破砕するのがTULです。

TULでは、モニターに映し出された結石を目で確認しながら破砕します。破砕した石は、その場でバスケットカテーテルを使って取り出すことができるため、より確実性の高い治療法といえます。

使用する内視鏡は、硬性内視鏡と軟性内視鏡があり、治療する部位によって適したものを選択します。最近は、より細く、先端が自在に曲がる軟性内視鏡も開発され、上部尿管や腎盂もしっかり観察できるようになりました。そのため、以前は主に下部尿管結石や中部尿管結石に対して行われていたTULですが、今は上部尿管結石や腎結石にも広く行われています。また、ESWLでは破砕困難な硬い結石や、尿管粘膜に癒着している嵌頓結石にも有効です。

ただし、内視鏡を挿入する際に全身麻酔、または腰椎麻酔を用います。そのため、数日～1週間くらいの入院が必要になります。

TULは、より確実で高い効果が期待できる治療法ですが、治療成績は術者の腕によるところが大きいといえます。どの手術にもいえることですが、経験が豊富であるほど技術は高くなります。実際に、年間の手術件数が多ければ多いほど、治療成績もよくなる傾向があります。年間のTULの手術件数が多い施設、例えば100件以上こなしているような施設であれば、より安心といえるでしょう。

尿道から尿管結石を破砕する治療法

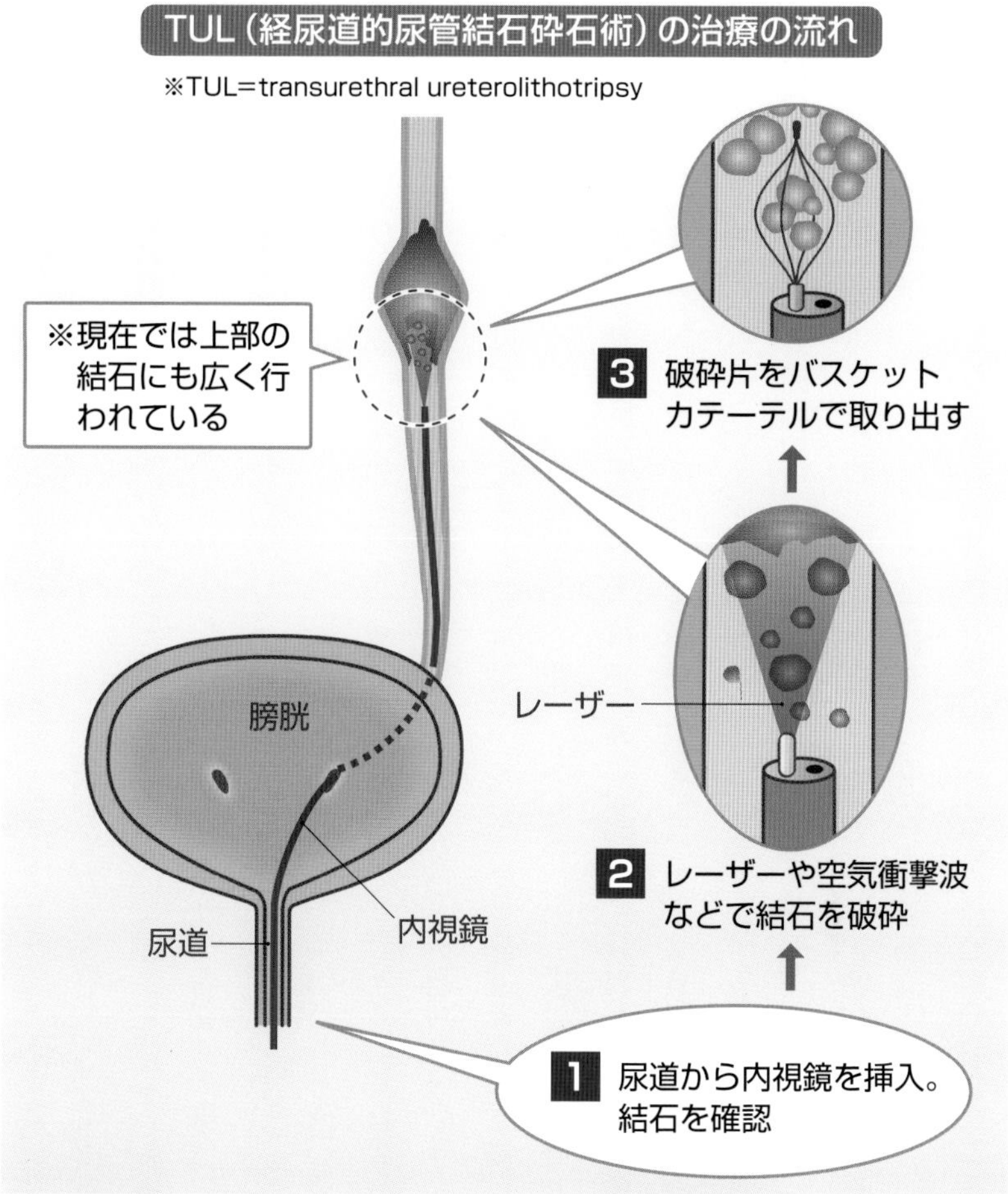
TUL（経尿道的尿管結石砕石術）の治療の流れ
※TUL=transurethral ureterolithotripsy
※現在では上部の結石にも広く行われている
3 破砕片をバスケットカテーテルで取り出す
レーザー
膀胱
2 レーザーや空気衝撃波などで結石を破砕
尿道
内視鏡
1 尿道から内視鏡を挿入。結石を確認

メリット	デメリット
●硬い結石、癒着した結石にも有効 ●結石を目視でき、破砕の確認回収もできる ●妊娠を希望する女性や結石近くに大動脈瘤がある人も受けられる	●全身麻酔 ●数日〜1週間くらいの入院が必要 ●術者の腕によるところが大きい

砕石治療③ 〜経皮的腎砕石術（ＰＮＬ）

ＰＮＬは、背中から腎臓に6〜10㎜ほどの穴を開け、そこから腎盂鏡と呼ばれる内視鏡を挿入して、結石を破砕する治療法です。破砕した石は、その場で直接摘出します。

ＰＮＬの最大のメリットは、大きな結石を治療できることにあります。そのため、2㎝を超える腎結石やサンゴ状結石、複数の結石、ＥＳＷＬでは破砕できない硬い結石など、比較的難しい症例でよく行われます。とくにサンゴ状結石は、ＥＳＷＬだけでは結石の除去が難しく、ＰＮＬの併用が推奨されます。サンゴ状結石の治療は、ＥＳＷＬまたはＰＮＬを単独で行うよりも、両者を併用した方が治療成績がよいという報告もあります。

また、2020年4月から、ＰＮＬとＴＵＬを同時に行うＥＣＩＲＳ（Endoscopic combined intrarenal surgery）という治療法が保険適用となりました。ＥＣＩＲＳは術者が2人で行うため、手術時間が短縮され、成功率が上昇するとされています。まだ国内では行っている施設は少ないのですが、この治療法を希望する場合は、主治医などに相談してみるとよいでしょう。

ＰＮＬで用いられる砕石装置は、主にレーザーと超音波です。とくに超音波砕石装置は、結石を破砕しながら、砕石片を吸引することができます。鉗子を使って摘出する手間が省け、取り残しも最小限にできるため、より高い治療効果が期待できます。

ただし、ＰＮＬは他の治療法にくらべて切開にともなう傷が大きく、全身麻酔も必要になるため、体への負担はＥＳＷＬやＴＵＬより大きいといえます。そのため、通常は7〜10日間程度の入院が必要になります。合併症としては、腎血管の損傷による出血、細菌感染による敗血症などがまれにありますが、このような合併症のリスクは、結石が大きいほど、また手術時間が長くなるほど高くなります。

腎結石に有効な治療法

PNL（経皮的腎砕石術）の治療の流れ

※PNL=percutaneous nephrolithotripsy

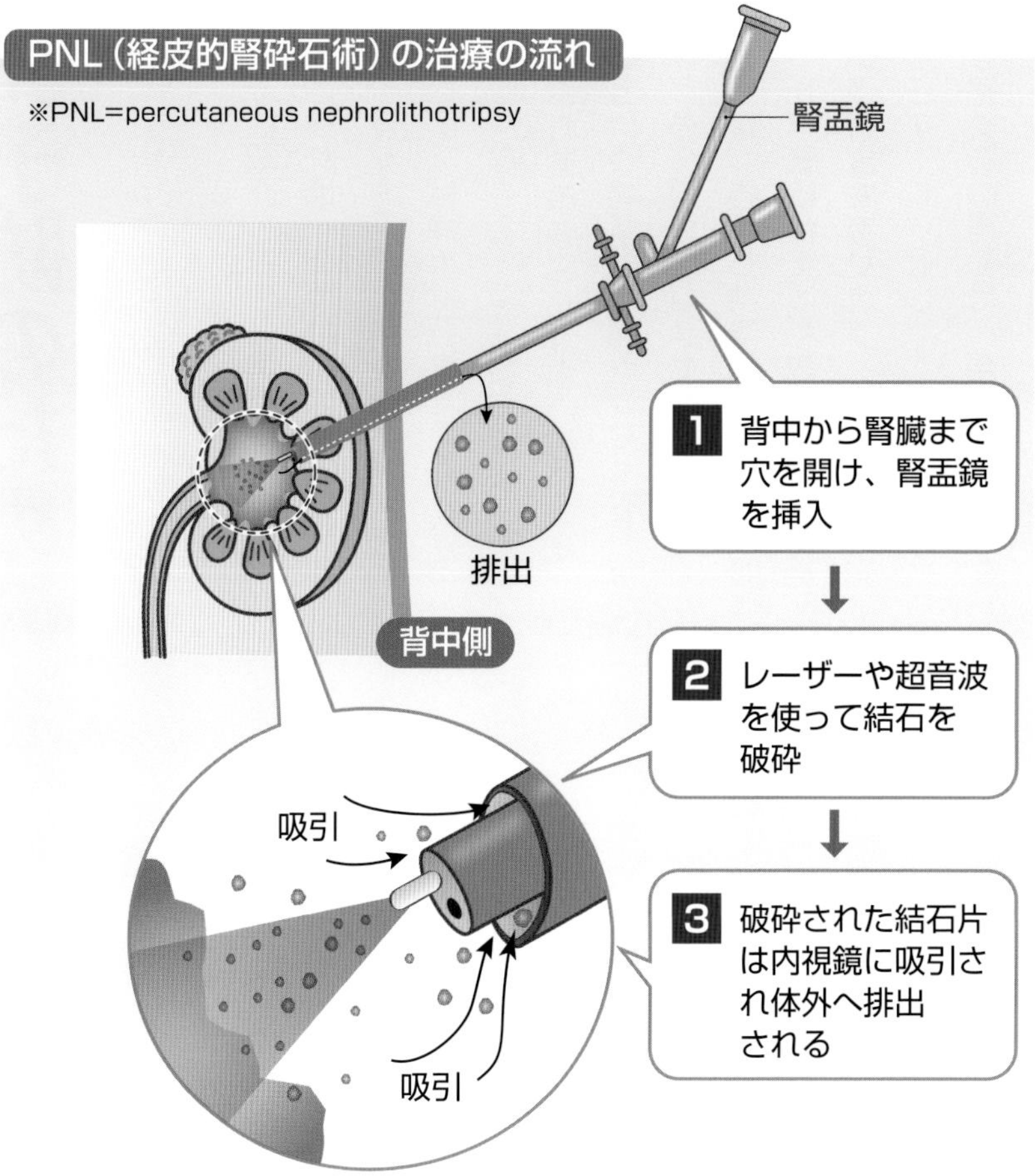
腎盂鏡
排出
背中側
吸引
吸引
1 背中から腎臓まで穴を開け、腎盂鏡を挿入
2 レーザーや超音波を使って結石を破砕
3 破砕された結石片は内視鏡に吸引され体外へ排出される

メリット

- サンゴ状結石など大きな結石に有効
- 破砕片が吸引されることで、取り残しも最小限にできる
- 尿管狭窄があっても治療が可能

デメリット

- 体への負担が大きい
- 7日〜10日程度の入院が必要
- 腎血管の破損による出血や敗血症などの合併症

再発予防のための治療

定期的な通院で経過観察をする

ここまでに紹介してきた治療によって、結石が体外へ排石されれば、いったんは激痛の発作を起こすことはなくなります。また、体内に結石が残っていても、時間が経てば痛みは軽減することがあります。

痛みがなくなると、「尿路結石は治ってしまった」と勘違いされる患者さんは多いものです。しかし、尿路結石という病気は、痛みがなくなればそれで終わりというものではありません。

尿路結石は、再発しやすい病気です。3年後には約30％、10年後には実に半数以上の人に再発がみられたという報告もあります。しかも、再発は1回だけとは限らず、くり返しやすいのも尿路結石の特徴です。尿路結石の再発は、再び激痛をもたらすだけでなく、腎臓に大きな負担をかけ、腎機能低下を招きます。再発をくり返せば、その度に砕石医療が必要になり、合併症のリスクも増えます。

そこで、再発を予防するためには、自然排石後や破砕治療後も、半年～1年に1回、定期的に通院・検査し、経過をみていくことが重要になります。尿路結石治療の真の目的は、排石することを超えて、再発を予防することにあるといっても過言ではありません。かかりつけの内科や人間ドックではなく、泌尿器科の専門医がおすすめです。

もちろん、通院だけで再発を予防できるわけではありません。尿路結石はメタボリックシンドロームと関係が深く、もはやメタボリックシンドロームの一疾患であるとさえいわれています。つまり、尿路結石は糖尿病や高血圧などと同様、生活習慣病であり、再び結石をつくらないためには、生活習慣の改善が欠かせないということです。

耐えがたい激痛をくり返す人、くり返さない人

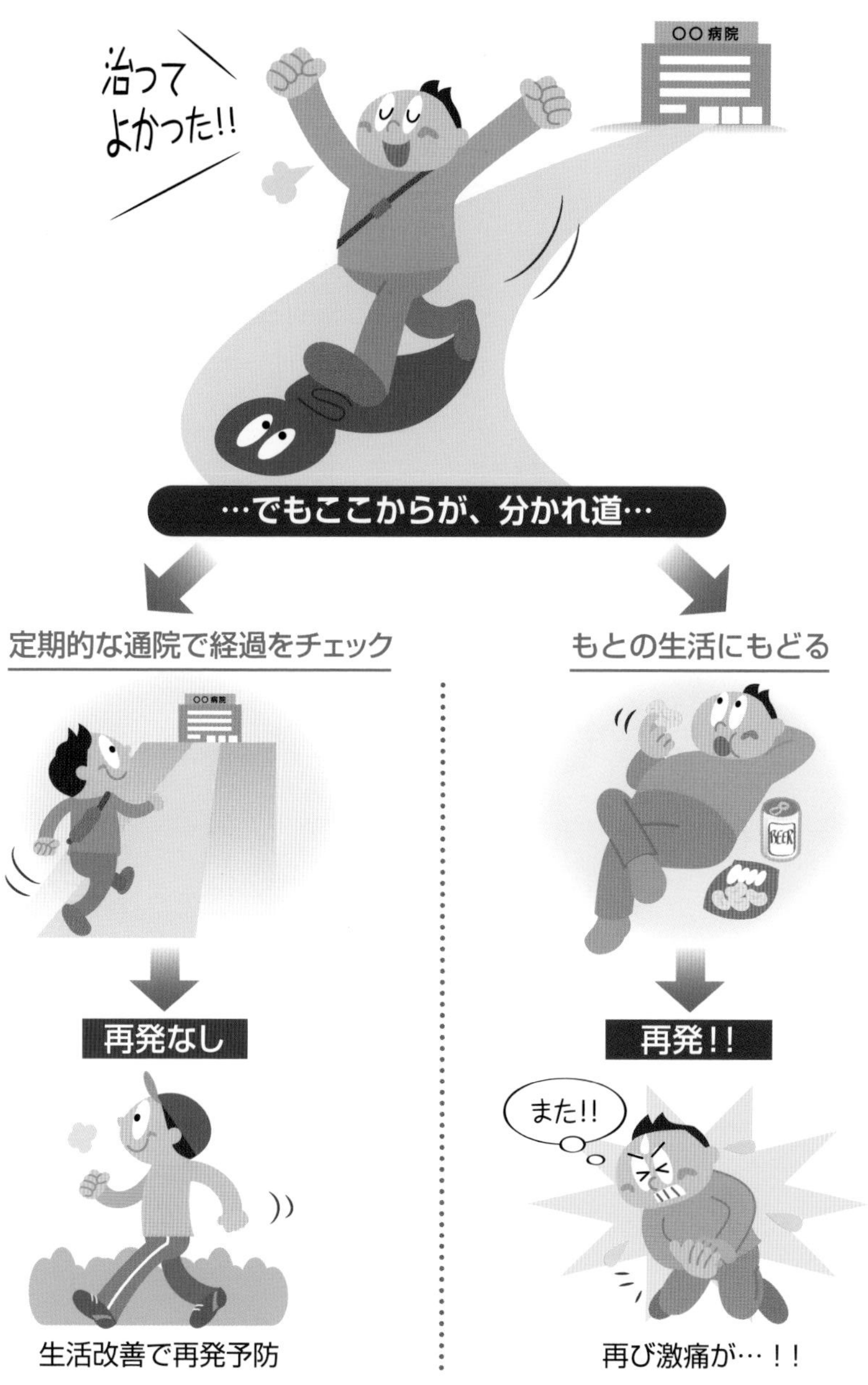

飲水・食事の指導

尿路結石の再発予防でまず重要なのは、食事療法です。多くの生活習慣病予防でもいわれることですが、まずは食生活の偏りを改善し、バランスのよい食事を心がけることが基本となります。

さらに、尿路結石の人は、水分を十分にとることが重要になります。これは結石の成分によらず、どの種類の結石であっても同様です。

水分の摂取が少ないと、尿の量も少なくなります。すると、尿が濃くなり、尿中のシュウ酸や尿酸などの成分が濃縮され、結石ができやすくなるのです。水分の摂取を増やすことで、尿を薄くし、結石ができるのを防ぎます。

また、仮に結石ができてしまったとしても、尿の量が豊富であれば、砂のような細かい石のうちに尿と一緒に流れ出てしまうので大事には至りません。

再発予防のための水分摂取の目安は、1日約2ℓ以上とされています。水分摂取のポイントは136頁でくわしく解説しているので、参考にしてください。

食事療法では、気を付けたいポイントがいくつかあります。

例えば、尿路結石全体の8割以上を占めるシュウ酸カルシウム結石は、「カルシウムを控えれば防ぐことができるのでは……?」などと考えられた時代もありました。しかし現在は、逆にカルシウム不足が結石の形成を促すことがわかっています。毎日の食事では、カルシウムを積極的にとるよう心がけることが大切です。

尿酸結石の人は、尿酸のもとになるプリン体をとりすぎないよう注意が必要です。

その他にも、食べ過ぎによる肥満、塩分や糖分、動物性たんぱく質や動物性脂質のとり過ぎなども、結石をできやすくします。注意すべき食品のとり方など、具体的な食事療法については、次章でくわしく解説します。

再発を予防する食事療法の基本

食生活の偏りは尿路結石症の大きなリスクになる。
積極的にとるもの、控えるものをチェックしよう

食事療法の大きなポイントは

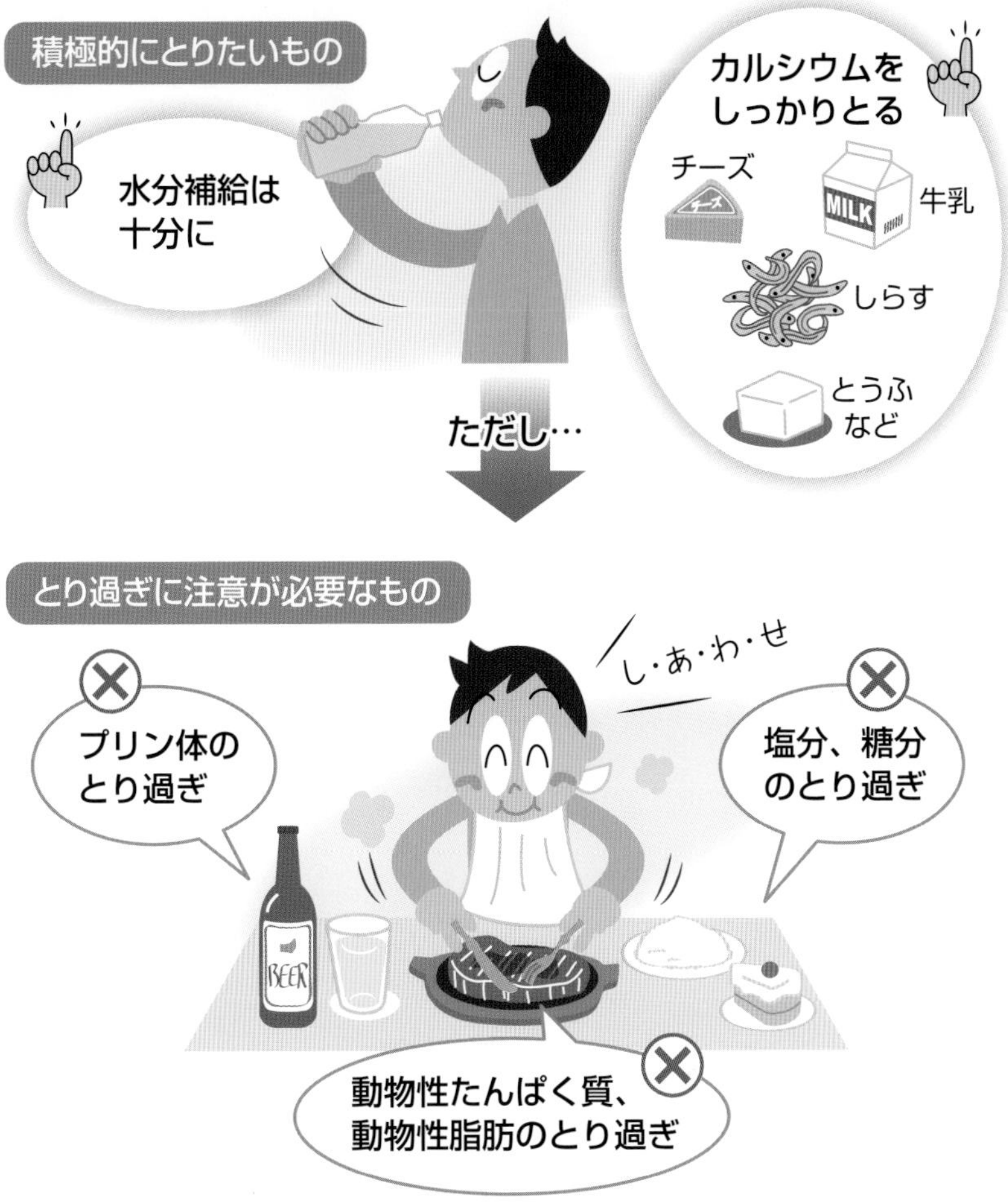
積極的にとりたいもの
水分補給は十分に
カルシウムをしっかりとる
チーズ
MILK
牛乳
しらす
とうふなど
ただし…
とり過ぎに注意が必要なもの
し・あ・わ・せ
プリン体のとり過ぎ
塩分、糖分のとり過ぎ
BEER
動物性たんぱく質、動物性脂肪のとり過ぎ

食べ過ぎにも要注意を!!

再発を防ぐ薬物療法

尿路結石を初発の患者にはまず食事療法を行いますが、再発の患者や家族歴など再発の恐れが高い人には、薬物療法も併用して行う場合があります。

第1章（48頁）でも述べたように、尿路結石の背景には、高カルシウム尿症、高シュウ酸尿症、高尿酸尿症、低クエン酸尿症などといった代謝異常が関わっていることが多いものです。これらの代謝異常には、原因疾患が明らかな場合もありますが、多くは、生活習慣が大きく影響していると考えられます。

食事療法をはじめとする生活習慣の改善が十分でない場合は、再発をまぬがれないということです。また、食事療法にまじめに取り組んでも、代謝異常が改善されず、再発してしまうケースもあります。

そこで、医師が必要と判断した場合は、食事療法に薬物療法を併用することになります。再発予防のために用いられる主な薬は、「クエン酸製剤」「アロプリノール」「サイアザイド系利尿薬*」などです。

クエン酸製剤は、尿中でカルシウムと結合することでカルシウム結石ができるのを防ぎます。また、酸性尿をアルカリ化する作用もあり、尿酸結石やシスチン結石の予防にも有効です。

アロプリノールは、血液中や尿中の尿酸値を低下させる作用によって、尿酸結石を防ぎます。高尿酸血症や高尿酸尿症は、シュウ酸カルシウム結石の形成にも関与しているので、高尿酸血症や高尿酸尿症をともなうシュウ酸カルシウム結石の予防にも用いられます。

サイアザイド系利尿薬には、腎尿細管でのカルシウムの再吸収を高め、尿中へのカルシウムの排泄を少なくする作用があります。高カルシウム尿症をともなうカルシウム結石の予防に用いられます。そのほかにも、シュウ酸カルシウム結石予防に「マグネシウム製剤」や「カルシウム製剤」、シスチン結石に「チオプロニン」などを用いることがあります。

用語解説
サイアザイド系利尿薬　腎尿細管でのナトリウムや水の再吸収を抑えることで、尿の量を増やす薬。むくみの改善や降圧薬として広く用いられている。

再発予防を目的とした薬物療法

食事療法だけで改善されない場合は…

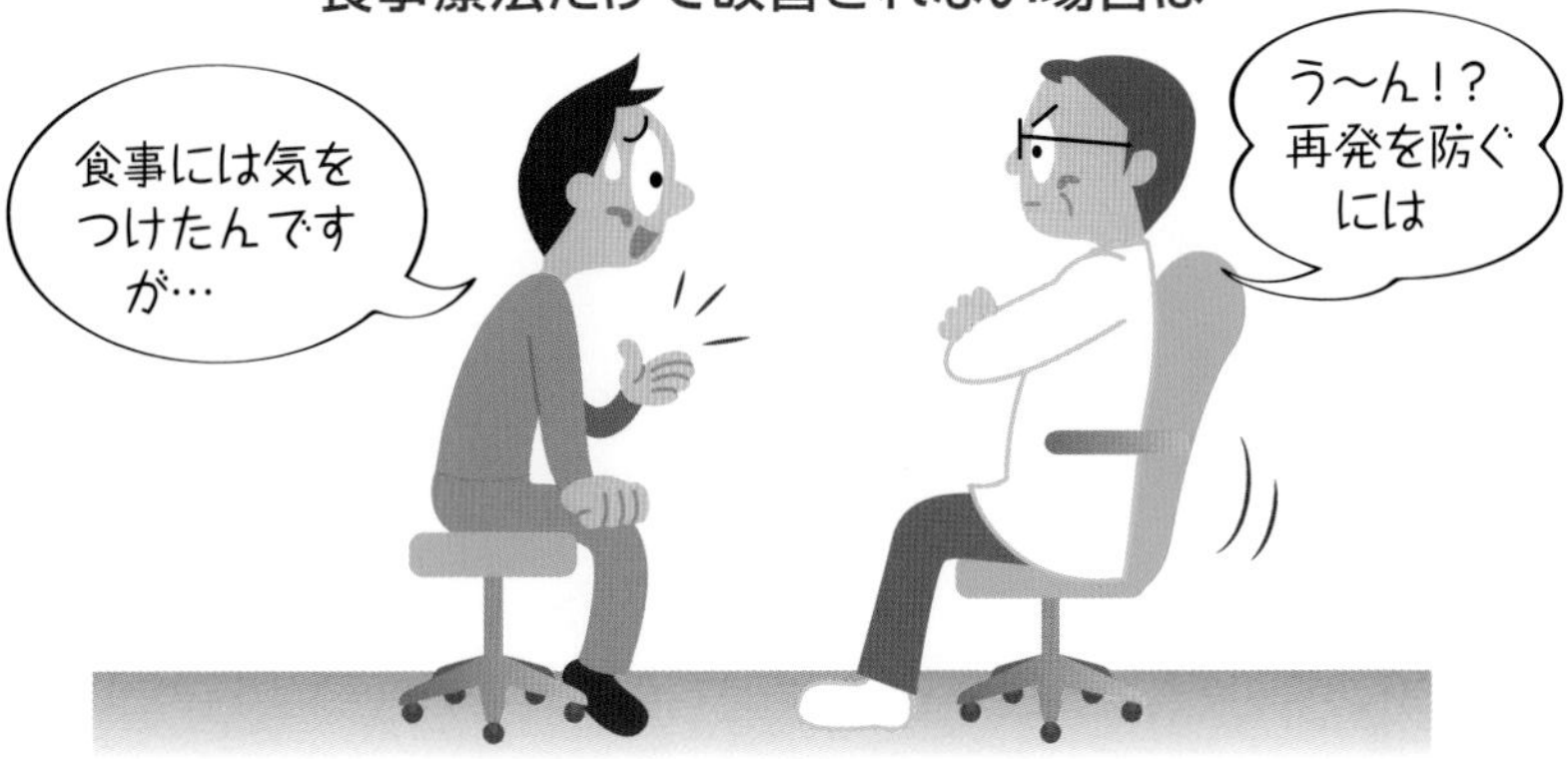
食事には気をつけたんですが…
う〜ん!? 再発を防ぐには

薬物療法も併用される

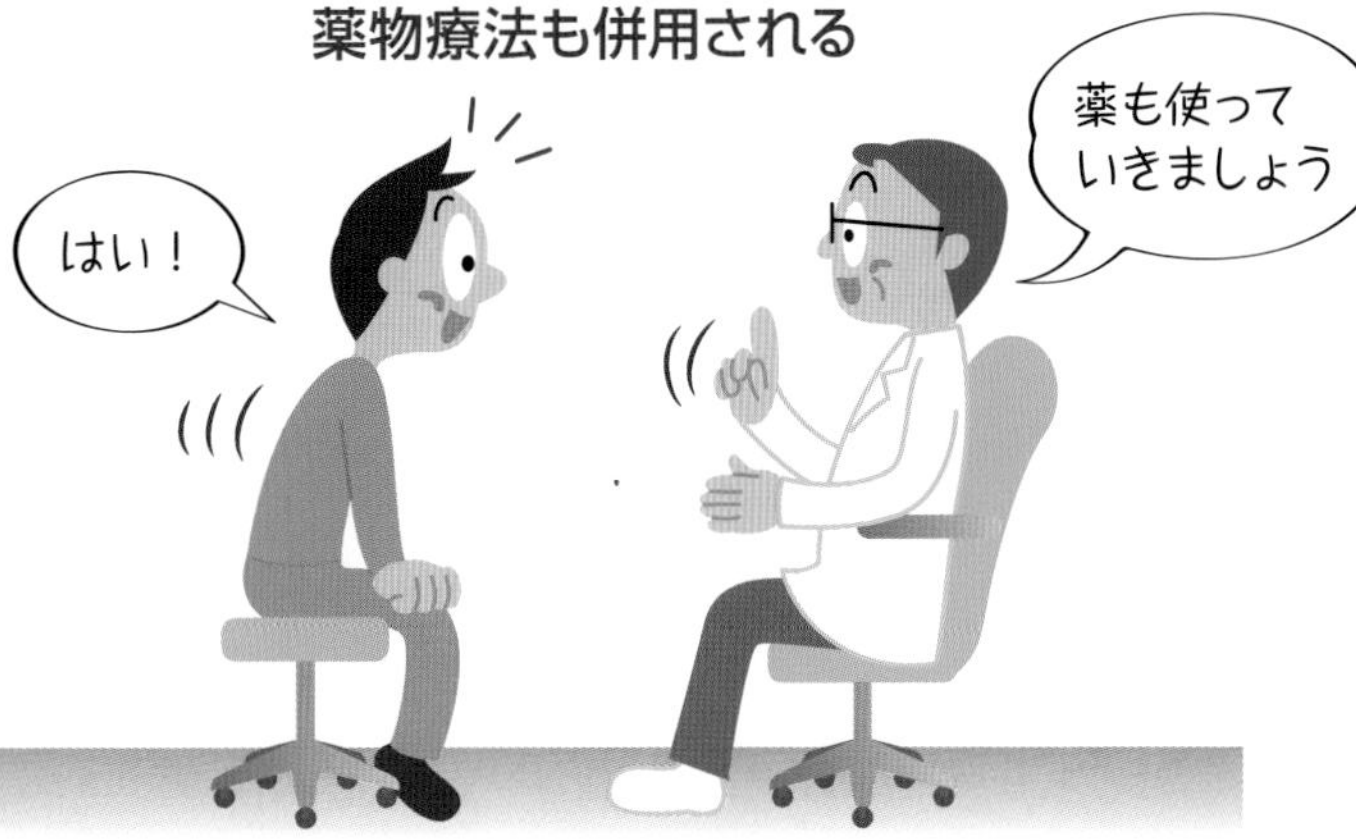
はい!
薬も使っていきましょう

食事療法との併用で使われる薬	
●クエン酸製剤	酸性尿をアルカリ化して、尿酸結石を防ぐ
●サイアザイド系利尿薬	腎臓内でカルシウムの再吸収を高めて尿中への排出を少なくする

再びの疝痛発作への備え

自分でできる疝痛発作の対処法

再発予防に努めていても、長い経過のなかではついつい油断して、水分摂取がおろそかになったり、暴飲暴食が続いてしまうことがあるかもしれません。気がつかないうちに結石が再発してしまう可能性は、ゼロではないということです。

そこで気をつけたいのが、忘れたころに、突然襲ってくる疝痛発作です。一度発作を経験した人なら、その痛みが尿路結石によるものだと検討がつくことでしょう。あわてて救急車を呼ばずにすむように、自分でできる対処法を知り、万が一の発作に備えておきましょう。

まず第一に大切なのは、鎮痛薬の坐薬を常備しておくことです。そのためにも、やはり定期的な通院は欠かせません。

発作が起きたときは、坐薬を肛門から挿入します。さらに、痛みのある場所を温めます。自宅で発作が起きたならば、湯船にお湯をためてつかると、多くは30分ほどで痛みが楽になります。

一方、外出先での発作には、とくに注意が必要です。車の運転中などに発作が起きると、大事故につながることがあるからです。外出時は必ず坐薬を持ち歩くようにしてください。また、坐薬と一緒に使い捨てカイロを持ち歩くようにすると、痛む場所をカイロで温めることができます。

尿路結石の疝痛発作は、尿管につまった結石が膀胱まで落ちてしまえば消失します。しかし、尿管に結石がとどまったままだと、数時間ごとに激痛をくり返すこともあります。

痛みが一度治まっても、決してそのまま放置せず、早めに受診して検査を受けるようにしてください。

突然の発作に備えておこう

突然、襲ってくるのが疝痛発作。自分でできる対処法を知り、万が一の発作に備えておこう

備え その1

鎮痛薬の坐薬を常備しておく

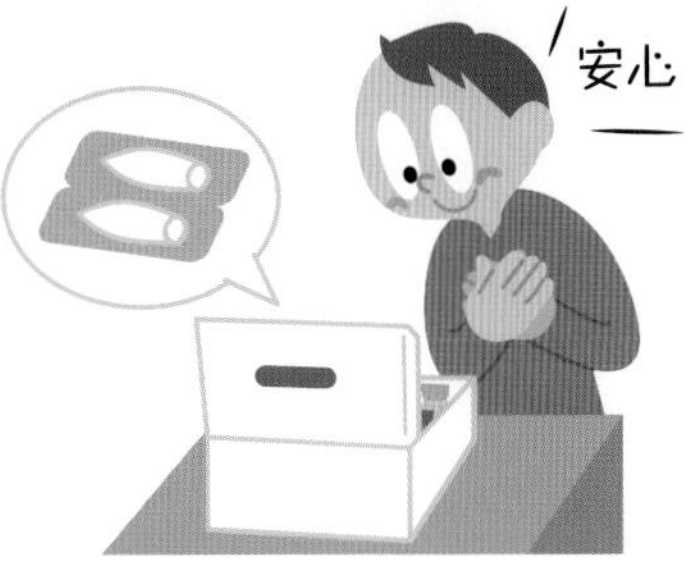

備え その2

湯船につかる

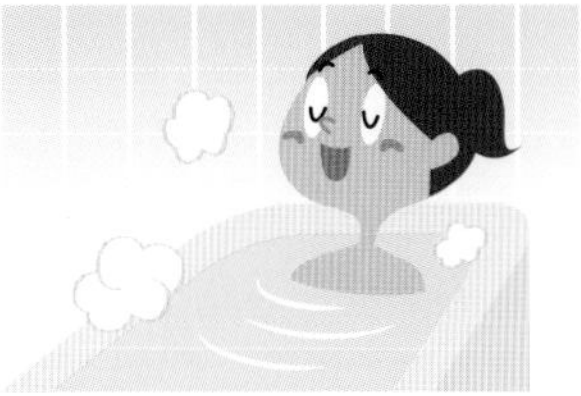

30分ほどつかると痛みが楽になってゆく

備え その3

使い捨てカイロを持ち歩く

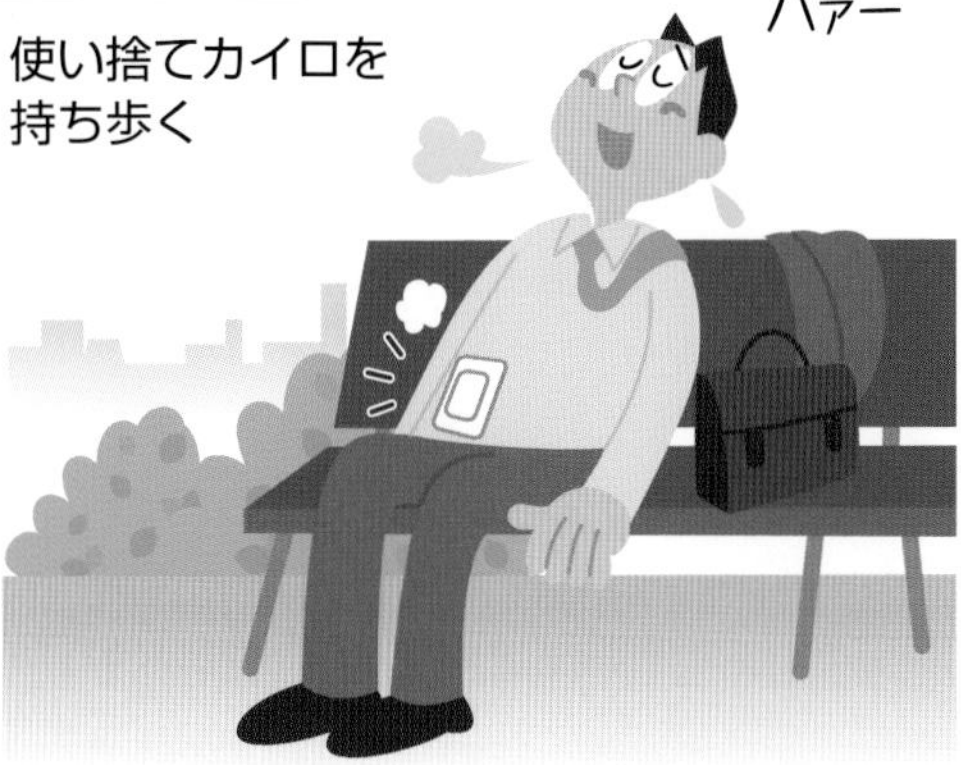

痛む場所をカイロで温める

いずれにしても発作が起きたら痛みがやわらいでも放置せず、早めに受診を!!

column

生薬や漢方薬の有効性は?

漢方薬は、東洋医学の中心をなす治療法の1つで、植物の根、葉、花、皮、果実、種や、貝殻、鉱物といった生薬《しょうやく》を数種類組み合わせてつくられます。元来、体に備わっている治癒能力を高め、体質を根本から改善しながら病気を治したり、体調を整えたりするのが漢方薬の特徴です。そのため、西洋医学の薬では対応の難しい慢性の病気や症状の改善を得意とし、最近は一般の医療機関でも、漢方薬を西洋医学の薬と併用して用いるケースが増えてきています。

では、尿路結石にも有効な漢方薬はあるのでしょうか?

尿路結石では、結石にともなう排尿痛や残尿感など、排尿時の不快感や、排石促進に「猪苓湯《ちょれいとう》」という漢方薬を用いることがあります。猪苓湯は、チョレイ、カッセキ、ブクリョウ、タクシャ、アキョウという5種類の生薬を配合した薬です。猪苓湯の排石促進作用は、タクシャやブクリョウなどの利尿作用によるもので、その効果は西洋医学でも認められています。

また、シャクヤクとカンゾウの2種類の生薬からなる「芍薬甘草湯《しゃくやくかんぞうとう》」は、急激に起こる筋肉のけいれんをともなう痛みによく用いられる漢方薬で、尿路結石の疝痛発作にも応用されています。疝痛発作に最もよく用いられる西洋医学薬「NSAIDs」と、その鎮痛効果を比較検討した研究では、芍薬甘草湯の方が鎮痛効果に優れ、即効性もあったとする報告もあります。

生薬からなる漢方薬は、化学をもとにした西洋医学の薬にくらべて副作用が少ないといわれますが、副作用が全くないわけではありません。また、他の薬との飲み合わせなどもありますから、漢方薬を試したいときは、自己判断で用いるのではなく、必ず主治医に相談してから服用するようにしてください。

第4章

日常の生活管理で再発を予防する

尿路結石の治療は、結石が体内からなくなれば終了、ではありません。尿路結石は再発しやすい病気です。再発を防止するためには、これまでの生活習慣を見直し、改善する必要があります。最終章では、生活改善のポイントをまとめました。

尿路結石の再発防止の基本は?

規則正しい生活を心がける

尿路結石のなかには、原因疾患や遺伝的な要因が明らかなものもありますが、多くは生活習慣との深い関連が指摘されています。尿路結石の再発防止の基本は、高血圧や糖尿病などといった生活習慣病予防と同様、生活習慣の乱れを改善し、規則正しい生活を心がけることに他ならないということです。

私たちの体には、地球の自転(1日24時間)に合わせて生命活動を営むための「体内時計」が備わっています。体内時計の周期は1日約25時間で、実際の1日の時間とは1時間ずれているのですが、朝の光を浴びることでリセットされ、1日24時間のリズムに合わせてくれるようになっています。これが、「生体リズム」です。

日々の生活のリズムというのは、食事と睡眠をベースにつくられます。健康的な1日は、朝、決まった時間に起きて、朝食をしっかりとることから始まります。そして、昼食、夕食をとり、就寝するというリズムを生体リズムに合わせて、できるだけ規則正しくくり返すことが重要になります。

毎朝、決まった時間にすっきり目覚めるためには、十分な睡眠が必要です。実は適切な睡眠時間は人それぞれで、大切なのは時間ではなく「眠りの質」です。眠りの質は、就寝時間や起床時間、食事の時間を一定にすることで高めることができます。早寝早起きや、1日3食を規則正しくとるという習慣は、ぐっすり眠るためにもとても大切なことなのです。

夜型の生活が定着しているという人は、まずは起床時間を決めて、朝、目覚めたら陽の光を浴びるようにしてみましょう。体内時計がリセットされて、早寝早起きができるようになります。

生活のリズムを整える

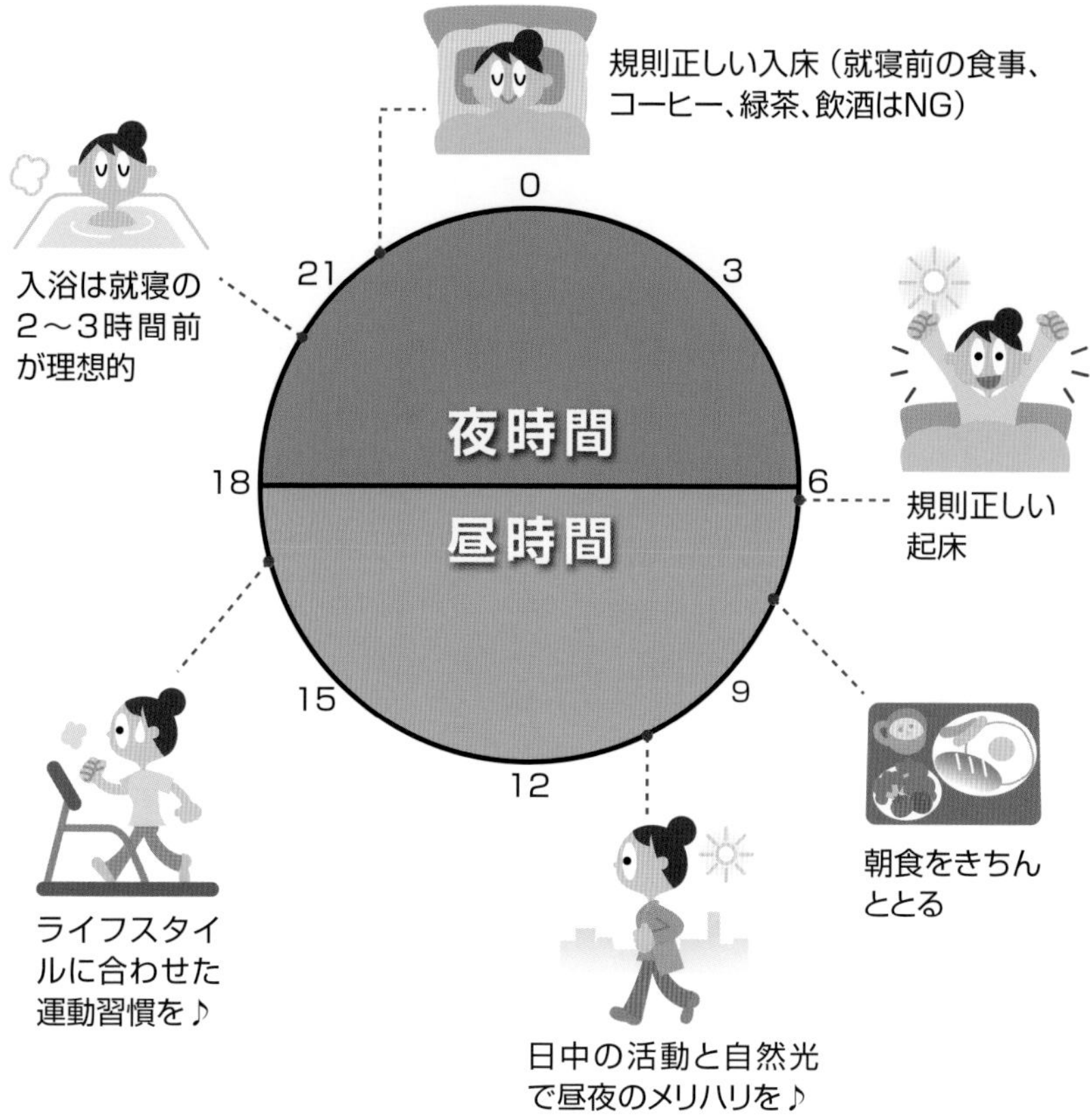
規則正しい入床（就寝前の食事、
コーヒー、緑茶、飲酒はNG）
0
3
6
9
12
15
18
21
夜時間
昼時間
規則正しい
起床
朝食をきちん
ととる
日中の活動と自然光
で昼夜のメリハリを♪
ライフスタイ
ルに合わせた
運動習慣を♪
入浴は就寝の
2～3時間前
が理想的

眠りの質を高めるためのポイント

- 朝、目覚める時間を決めて、目覚めたらカーテンを開けて自然光を浴びる
- 毎日同じ時刻に布団に入る
- 1日3食を規則正しくとる
- 適度な運動を習慣として行う
- 入浴は就寝2～3時間前に
- 就寝前はコーヒーや緑茶などのカフェインを含む飲食物は控える
- 就寝前はPC、タブレット端末、スマートフォンなどの画面を長時間見ない

メタボリックシンドロームは結石形成のもと

もう1つ、尿路結石の再発防止で重要なのは、肥満の予防・改善です。肥満は、あらゆる生活習慣病の元凶とされていますが、尿路結石も例外ではありません。

尿路結石と肥満の関連性を調べた国内の調査では、尿路結石患者の男性は40・3％、女性は24・8％に肥満（BMI値25以上）がみられました。一般的な日本人の肥満の割合は、男性が約3割、女性が約2割といわれますから、尿路結石の患者さんは一般の人にくらべて肥満の人が多いことがわかります。また、海外の研究では、肥満度の高い人ほど尿路結石発生のリスクが高いという報告もあります。

肥満のなかでも、尿路結石をはじめとする生活習慣病ととくに関係が深いのは、内臓に脂肪がつく「内臓脂肪型肥満」です。内臓脂肪型肥満に加えて、高血糖、高血圧、脂質異常症のうちいずれか2つ以上を併せ持った状態をメタボリックシンドロームといい、メタボリックシンドロームの診断基準に尿路結石は入っていませんが、近年は尿路結石もメタボリックシンドロームの一疾患であると考えられるようになっています。メタボリックシンドロームには、「インスリン抵抗性」という基本病態があり、このインスリン抵抗性が尿路結石の形成を促すことがわかってきたからです。

食べ過ぎや飲み過ぎ、運動不足といった悪しき生活習慣が内臓脂肪の蓄積を招き、インスリン抵抗性が生じます。さらに、インスリン抵抗性があると、内臓脂肪が蓄積しやすくなるという悪循環も生じます。さらに、糖尿病や高血圧、脂質異常症といった病気を併せ持っていると、相乗効果によって互いの病状を悪化させます。尿路結石の再発防止には、内臓脂肪型肥満を改善するとともに、糖尿病や高血圧など、他の生活習慣病を予防・治療することも重要といえます。

肥満の原因と肥満を改善する生活習慣

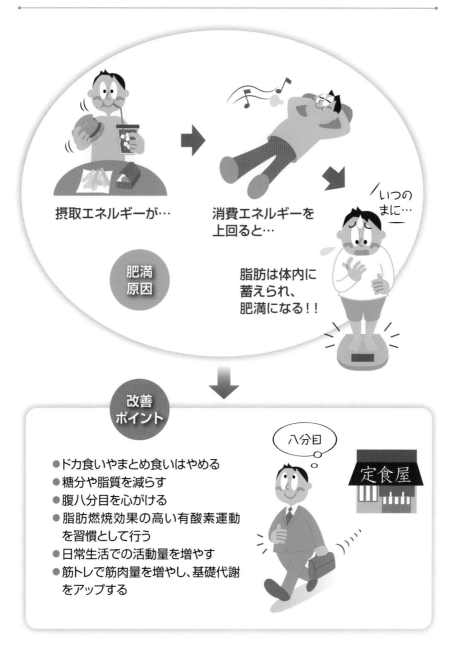

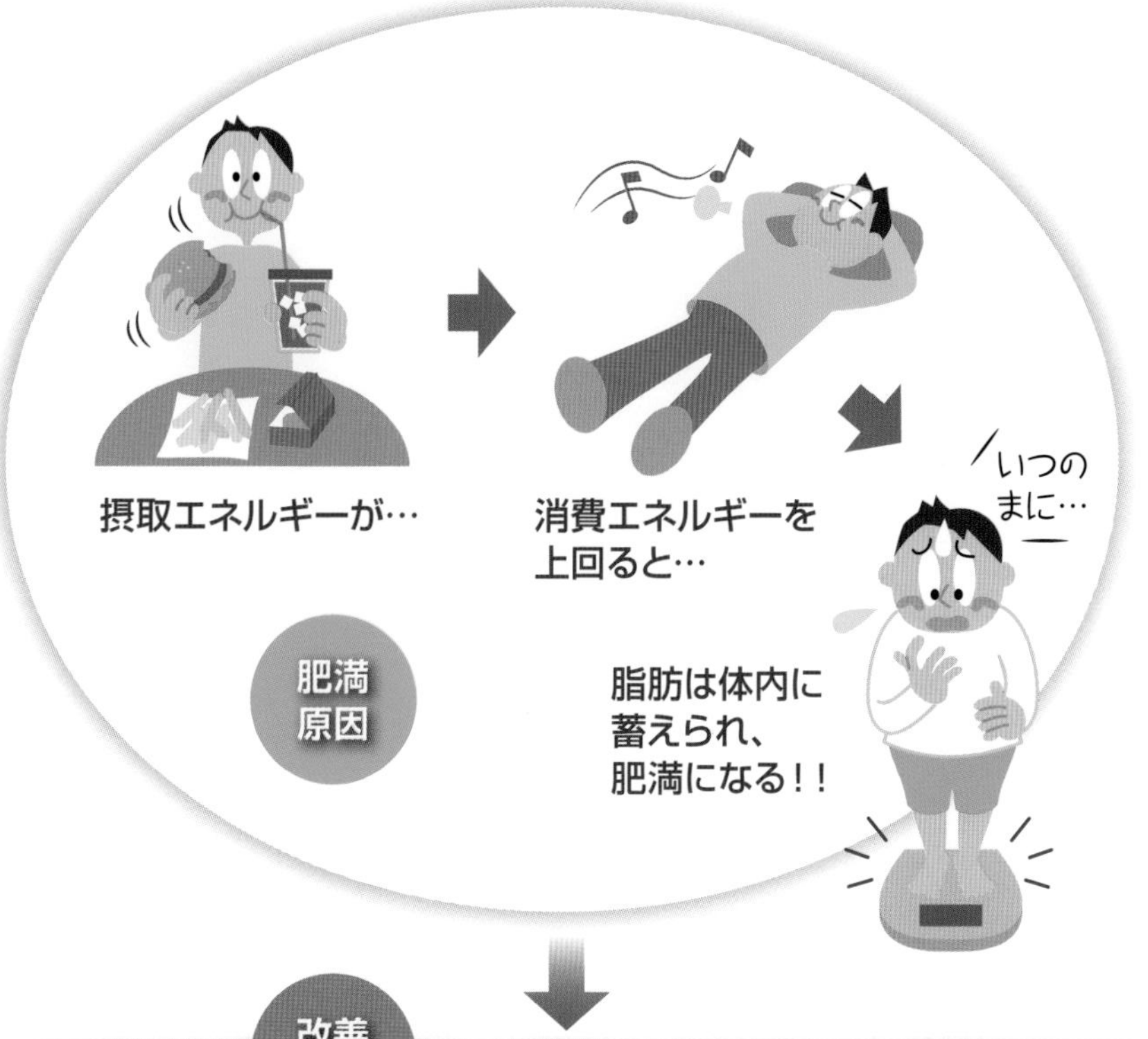

改善
ポイント

- ドカ食いやまとめ食いはやめる
- 糖分や脂質を減らす
- 腹八分目を心がける
- 脂肪燃焼効果の高い有酸素運動を習慣として行う
- 日常生活での活動量を増やす
- 筋トレで筋肉量を増やし、基礎代謝をアップする

食生活の心得

栄養バランスのとれた食事を心がける

食事は、日々の健康を支える柱です。食生活では、まずは栄養バランスのとれた食事を心がけることが基本となります。

バランスのよい食事というのは、糖質（炭水化物）・たんぱく質・脂質の三大栄養素と、ビタミン・ミネラル（カルシウムなど）・食物繊維を過不足なく、バランスよくとれる食事のことをいいます。

難しいと思われるかもしれませんが、糖質はごはんやパン、めん類など、たんぱく質は肉や魚、卵、牛乳、大豆製品など、ビタミン・ミネラル・食物繊維は野菜、海藻類、きのこ類などからとる、と覚えておけばよいでしょう。脂質については、現代人の食生活では意識しなくても不足することはほとんどありません。むしろ、とり過ぎに注意する必要があります。

これらの食品（栄養素）が1食のメニューにバランスよく含まれているのが、主食・主菜・副菜が揃った食事です。主食はおもに糖質の供給源に、主菜はおもにたんぱく質の供給源に、副菜はおもにビタミン・ミネラル・食物繊維の供給源になります。この基本形を常に心がけるようにすると、自然とバランスのとれた食事になります。

ただ、昼食はどうしても外食が多くなるという人もおられるでしょう。外食する場合は、カツ丼やラーメンなどのような単品メニューではなく、できるだけ基本形に近い定食などを選ぶようにしましょう。

また、1日3食をすべて理想的な食事にしようとするのは大変でしょうから、たとえば昼食で不足した分は夕食で補うなどして、1日3食のなかで過不足にならないよう調整するとよいでしょう。

食生活の基本は栄養バランス

バランスのよい食事とは？

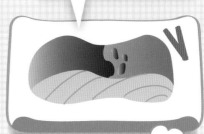

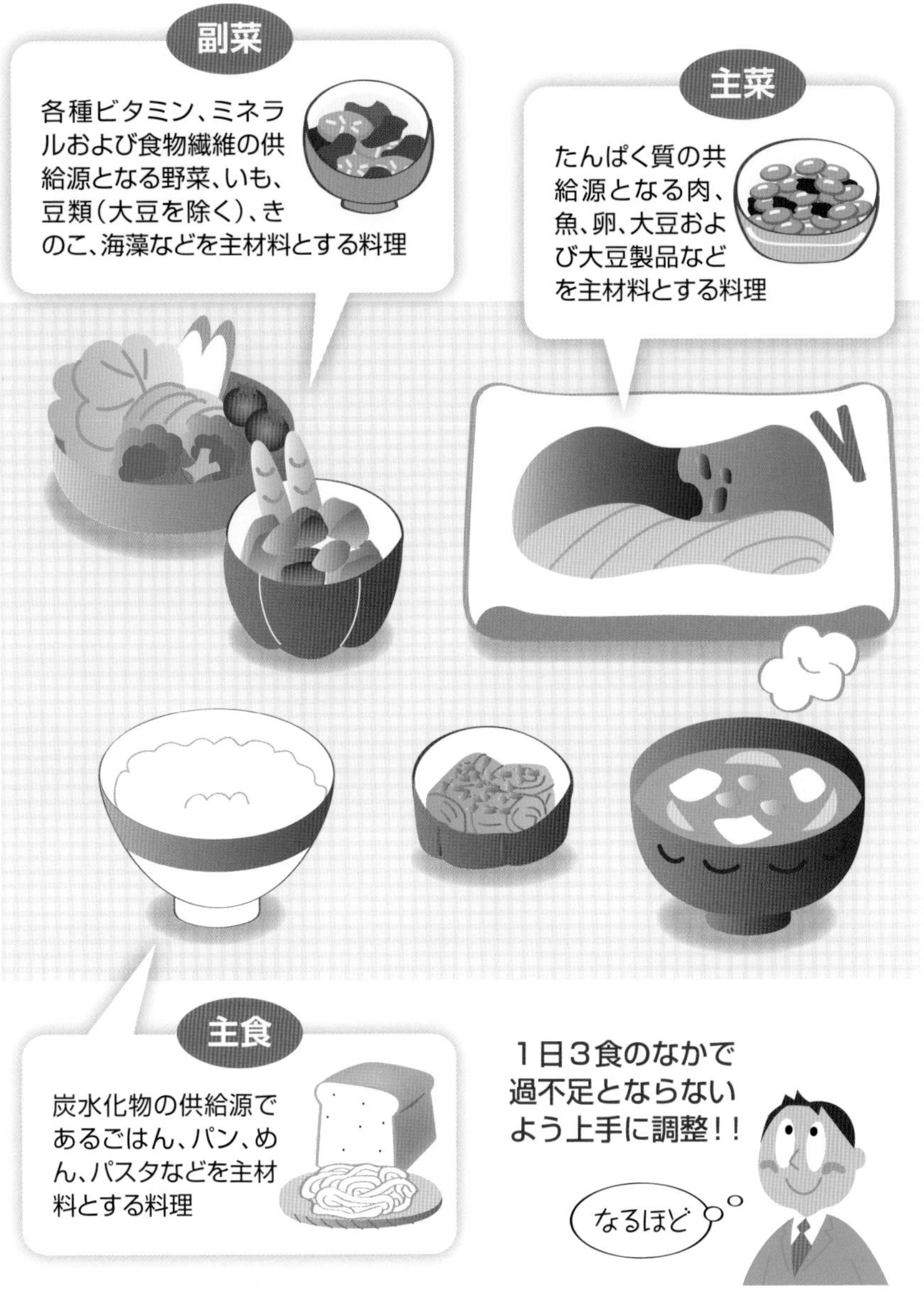

朝昼晩、規則正しい食事を

　バランスのよい食生活を送るうえでは、「何を食べるか」という栄養面と同様に、「いつ、どう食べるか」という食べ方も大切です。欠食、まとめ食い、夜遅い食事など、不規則な食行動が習慣になっていては、いくら栄養バランスのとれた献立を考えても、食生活のバランスは整いません。生体リズムを整えるためにも、朝昼晩の食事を規則正しくとるよう心がけましょう。

　生体リズムにとって、とくに重要なのは朝食です。朝食抜きは、生体リズムをつくり出す体内時計を狂わせ、糖代謝や脂質代謝を低下させます。朝食をしっかり食べるかどうかで、その日の消費エネルギーが大きく変わってくるということです。

　朝食を抜くと、1日の摂取カロリーがその分少なくなり、ダイエットになると思われがちですが、大きな間違いです。朝食抜きは、肥満や高血糖、すなわちメタボリックシンドロームを助長し、尿路結石の再発にもつながりかねません。体内時計をリセットするためには、朝日を浴びることと同じくらい、朝食を食べることが重要なのです。

　一方で、夕食をとる時間が遅過ぎても、体内時計に狂いが生じます。

　また、夕食をとってすぐに眠ってしまうと、結石ができやすくなります。できれば夕食は就寝の2～4時間前にすませるのが理想的です。なぜなら、寝ている間は汗をかきますが、水分を補給できません。そのため、尿量が減り、尿が濃くなってしまいます。食事をとったあと、結石をつくる成分が尿中に排泄されるのは、2時間～4時間がピークといわれています。その間に寝てしまうと、結石をつくる成分が尿中で濃くなり、より結石ができやすくなってしまうのです。ただし、就寝時間を後ろにずらしたのでは、本末転倒です。夕食はできるだけ早い時間に、遅くても夜9時までにすませるようにしましょう。

不規則な食行動が結石をまねく！？

朝食抜き

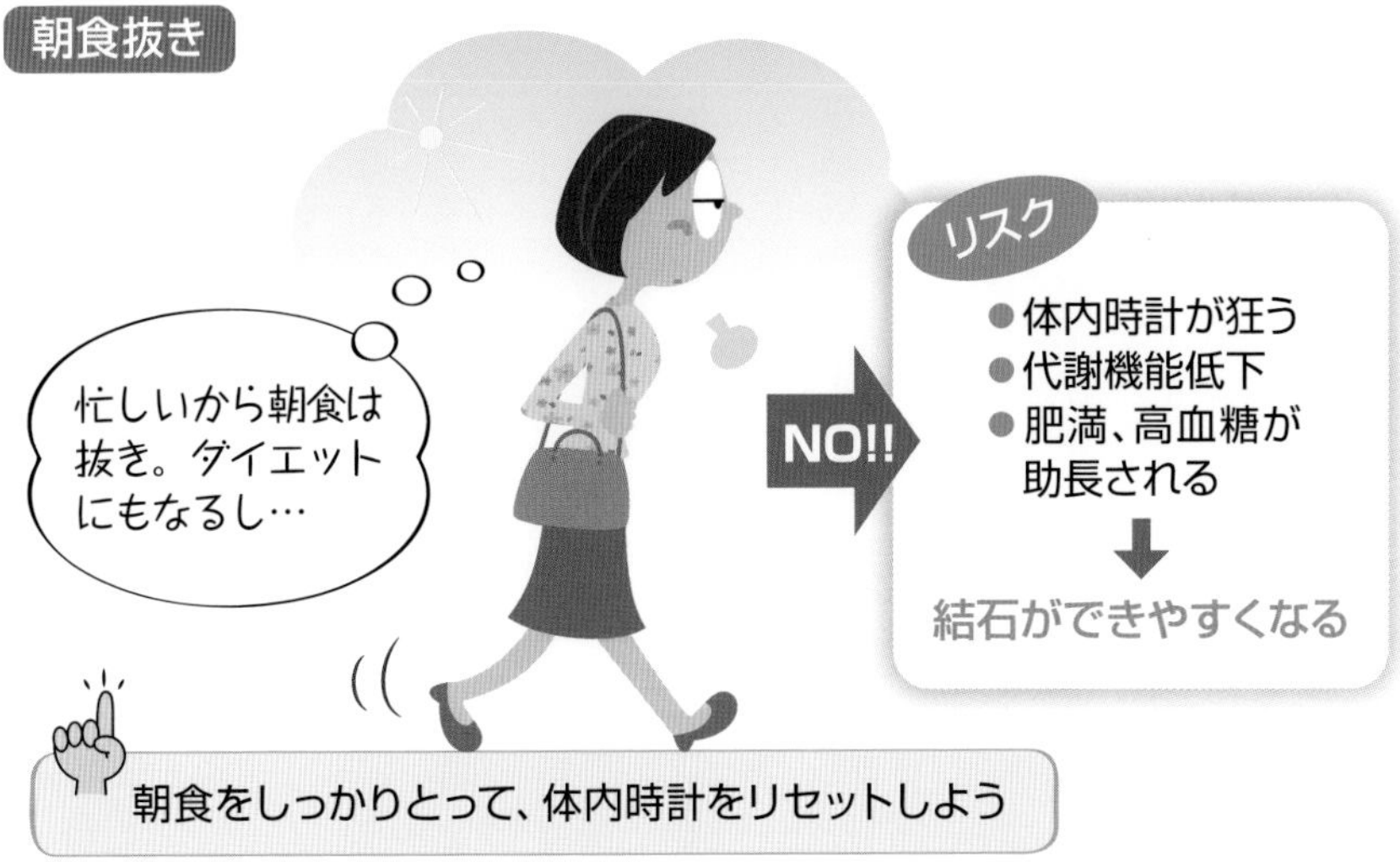
忙しいから朝食は抜き。ダイエットにもなるし…
NO!!
リスク
●体内時計が狂う
●代謝機能低下
●肥満、高血糖が助長される
結石ができやすくなる
朝食をしっかりとって、体内時計をリセットしよう

遅い夕食と睡眠

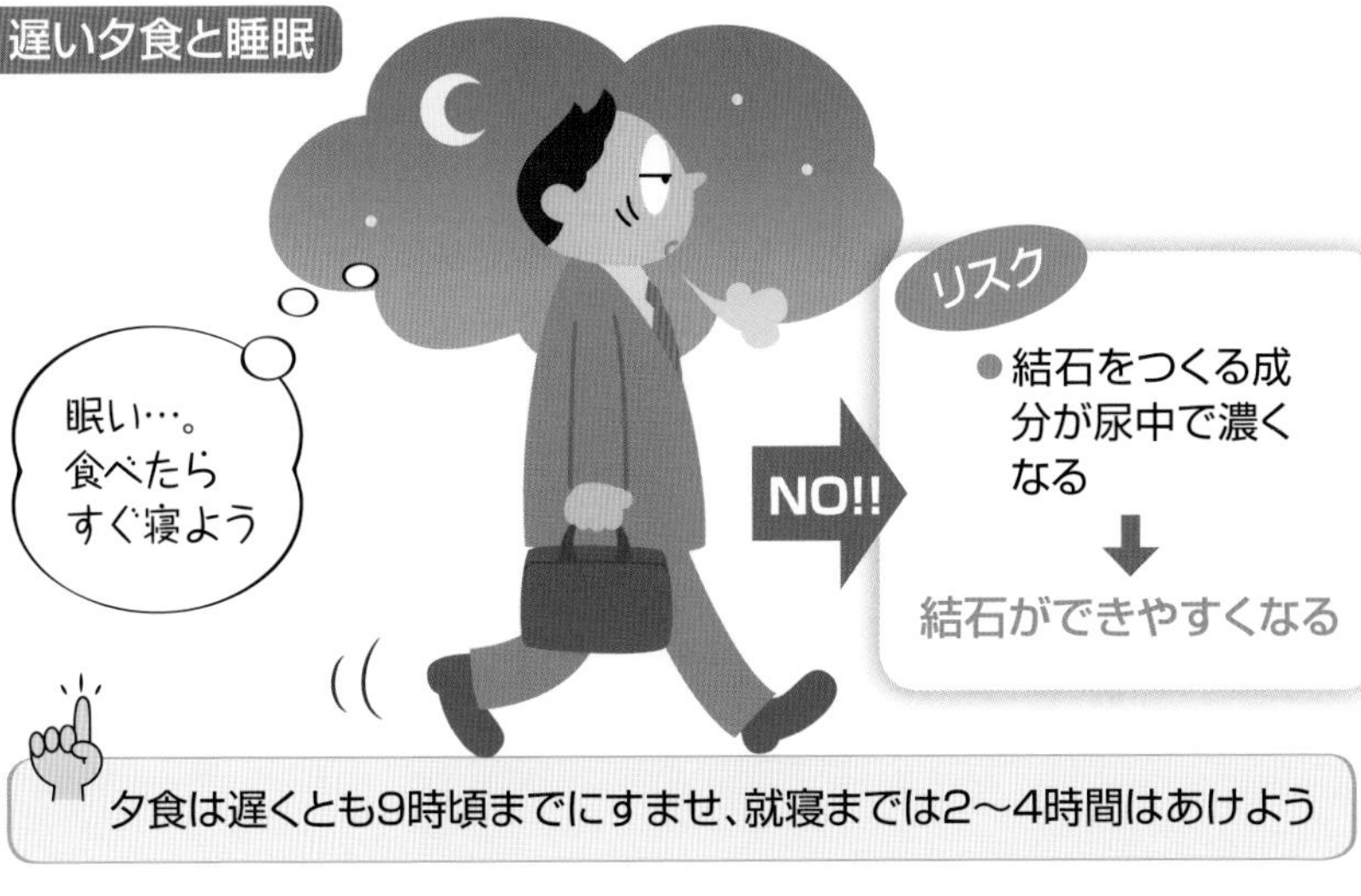
眠い…。食べたらすぐ寝よう
NO!!
リスク
●結石をつくる成分が尿中で濃くなる
結石ができやすくなる
夕食は遅くとも9時頃までにすませ、就寝までは2〜4時間はあけよう

水分を毎日しっかりとる

水分を積極的にとることは、すべての尿路結石の再発防止に有効な療法です。

たっぷり水分をとって尿量を増やすと、結晶ができにくくなります。例えば、スプーン一杯の塩はコップ半分の水には溶けず、沈殿します。しかし、コップ一杯の水なら完全に溶かすことができます。同じように、結石の成分も尿量が増えれば溶けやすくなり、結晶化しにくくなるということです。

そこで、食事以外に2ℓ以上の水を飲むことが勧められています。ただし、体格や性別などによっては、2ℓ以上もの水を飲むのは難しい場合もあるでしょう。尿の検査で、尿の比重という尿の重さを測ってみて、比重が薄く、普段から水をよく飲めている人は、現状の水分摂取量で問題ない場合もあります。逆に汗をかきやすく、脱水傾向にある人は、たくさん水を飲まなくてはなりません。1日あたりの水分摂取量は、主治医と相談して決めるとよいでしょう。

補給する水分としては、水道水やミネラルウォーターのほか、お茶ならば麦茶やほうじ茶、番茶などを薄めに入れたものがおすすめです。玉露など苦味の強い高級茶や紅茶、ウーロン茶、コーヒーには、シュウ酸が多く含まれているので、たくさん飲むのは控えましょう。

また、糖分を多く含む清涼飲料水やジュースも注意が必要です。砂糖や果糖の過剰摂取は、尿中へのカルシウムの排泄を増やすので、カルシウム結石ができやすくなります。

アルコールには、シュウ酸やリン酸などが含まれており、結石の形成を促します。また、飲酒後に脱水状態になりやすく、尿が濃くなります。さらに、ビールには尿酸のもとになるプリン体が多く含まれ、尿中の尿酸を増やします。こうした理由から、再発防止のための水分摂取には、アルコールは不向きといえます。

水分をしっかりとろう

摂取量の目安 → 1日2ℓ以上

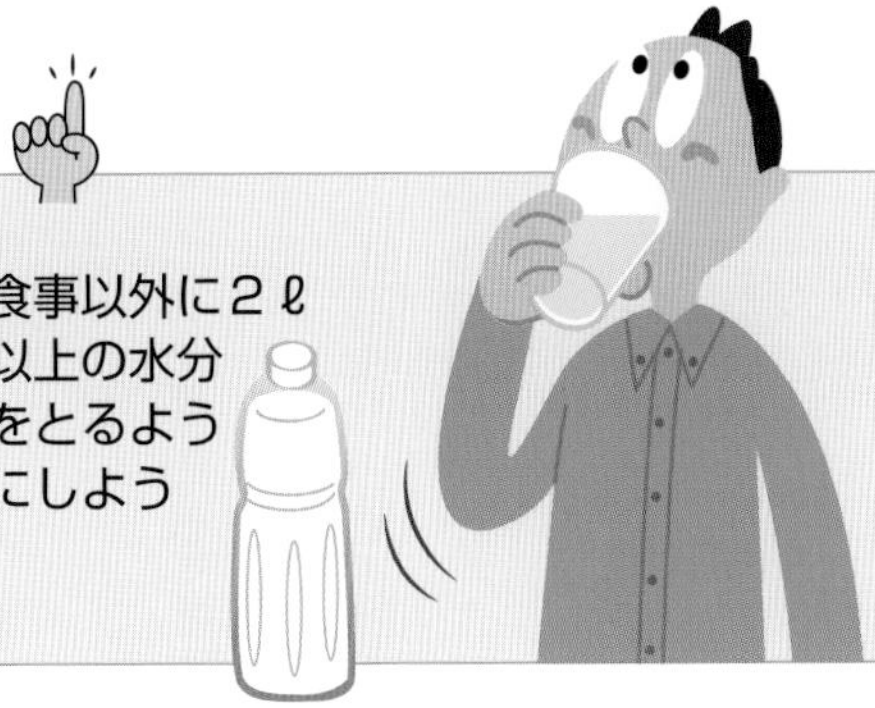

食事以外に2ℓ以上の水分をとるようにしよう

一度に大量にとらず、コップ1杯の水分をこまめにとる。水道水、ミネラルウォーター、麦茶、ほうじ茶がおすすめ！

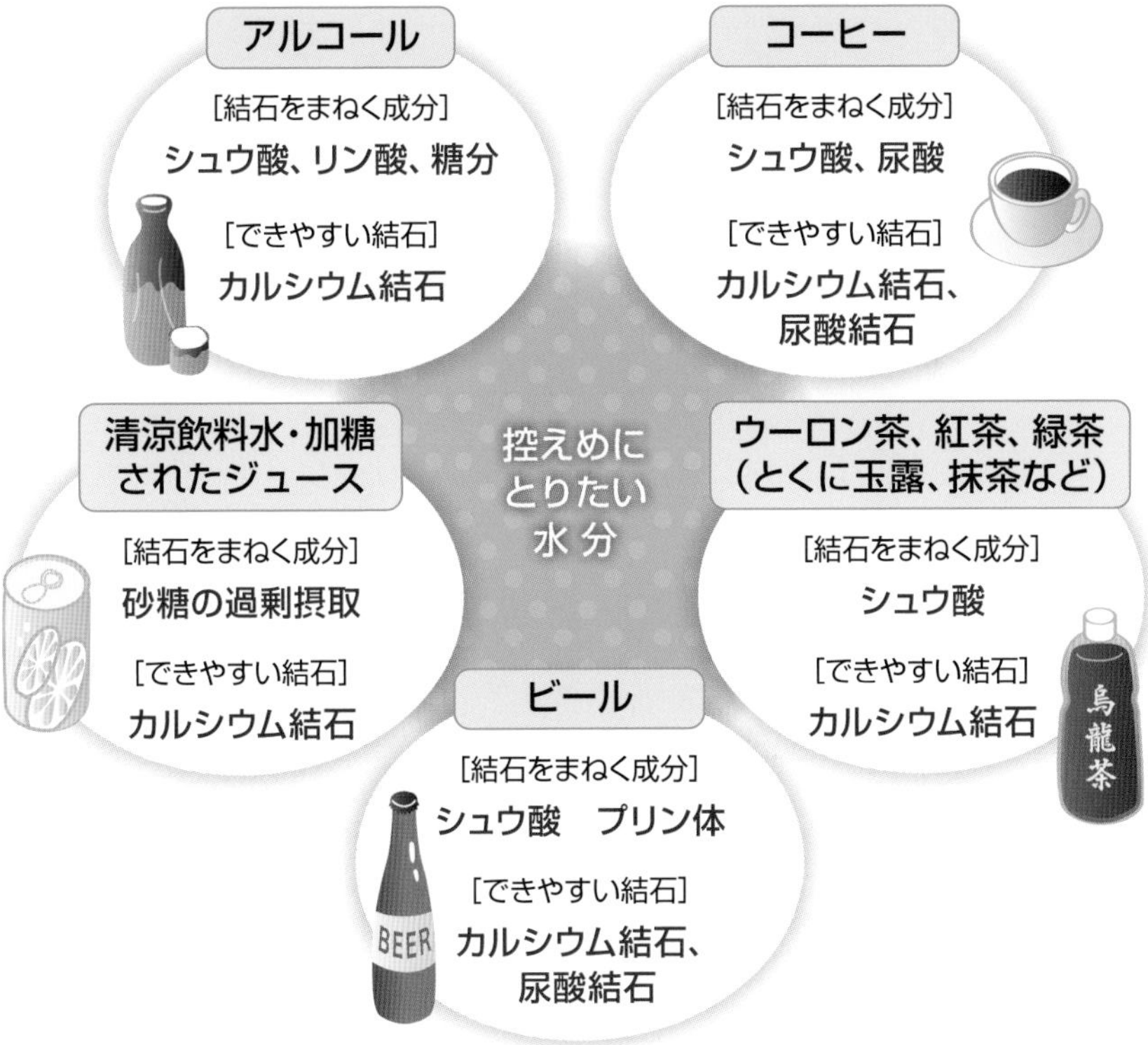

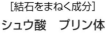

カルシウムをしっかりとる

　カルシウムについては、以前は、カルシウムの多量摂取は尿中のカルシウム排泄量を増加させるため、カルシウム結石をできやすくすると考えられていました。そのため、尿路結石の患者さんには、カルシウムを制限する食事指導が行われていた時代もありました。

　しかし、上部尿路結石の患者さんと健康な人のカルシウム摂取量を比較したところ、実際には結石の患者さんの方がカルシウム摂取は少ないことがわかってきました。現在は、尿路結石の再発防止には、カルシウムをしっかりとることこそが重要であるとされています。

　食事からとったカルシウムは、腸内でシュウ酸と結びつき、不溶性のシュウ酸カルシウムとなり、便と一緒に排泄されます。カルシウムをしっかりとって、便と一緒に排泄されるシュウ酸が増えれば、尿中へのシュウ酸の排泄は抑えられるということです。

　しかし、日本人の平均カルシウム摂取量は、目標量である1日600㎎に達しておらず、尿路結石の患者さんはさらに少ない傾向にあります。再発を防ぐためには、少なくとも1日600㎎、できれば800㎎程度とりたいところです。

　カルシウムは、牛乳やヨーグルト、チーズなどの乳製品、あじやしらす、わかさぎなどの小魚類のほか、海藻類、大豆製品、小松菜や菜の花、モロヘイヤなどの野菜類にも多く含まれています。しかし、カルシウムの吸収率は食品によって差があり、最も吸収率が高く、効率よくカルシウムをとれるのが乳製品です。ただし、乳脂肪は結石形成を促すため、低脂肪の牛乳や乳製品を選ぶようにしましょう。

　また、酢にはカルシウムの吸収を高める働きがあります。わかめとしらすを酢の物にするなど、カルシウムを多く含む食品と酢を上手に組み合わせると、より効果的です。

カルシウムを適度にとろう

1日あたりのカルシウム目標量

600〜800㎎

こんな食品に多く含まれている

（100g あたり ※は 10g あたり）

乳製品

- プロセスチーズ → 630㎎
- ヨーグルト → 120㎎
- 牛乳 → 110㎎

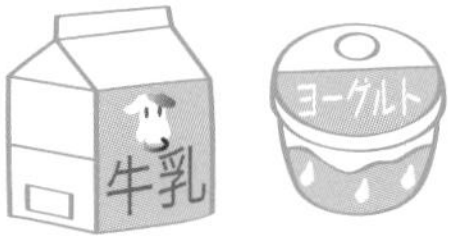

魚介類

- 干しエビ※ → 710㎎
- わかさぎ → 450㎎
- しらす干し※ → 52㎎

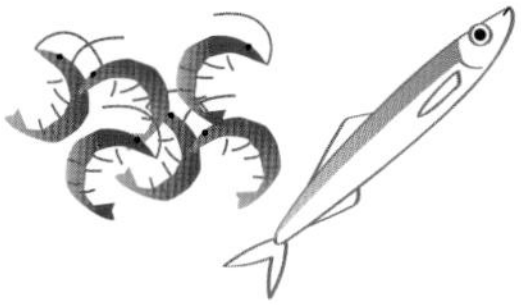

海藻類

- 干しひじき※ → 140㎎
- 生わかめ※ → 10㎎

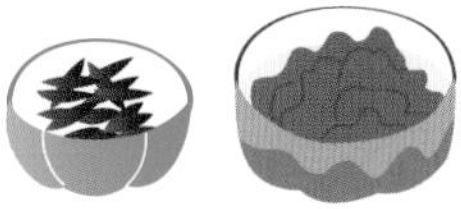

野菜類

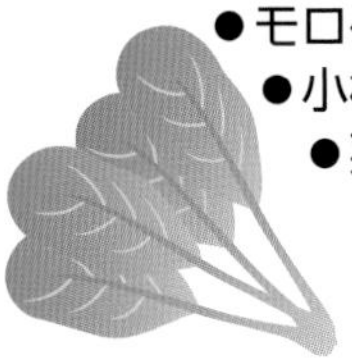

- モロヘイヤ → 260㎎
- 小松菜 → 170㎎
- 菜の花 → 160㎎

大豆製品

- がんもどき → 270㎎
- 生揚げ → 240㎎
- もめん豆腐 → 120㎎

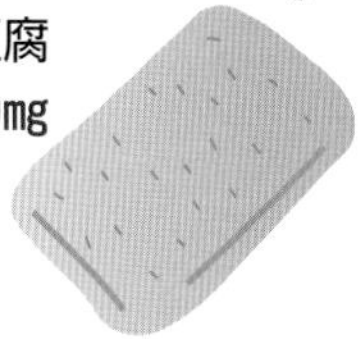

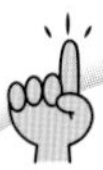

ワンポイント

酢はカルシウムの吸収を高める。上手に組み合わせると効果大

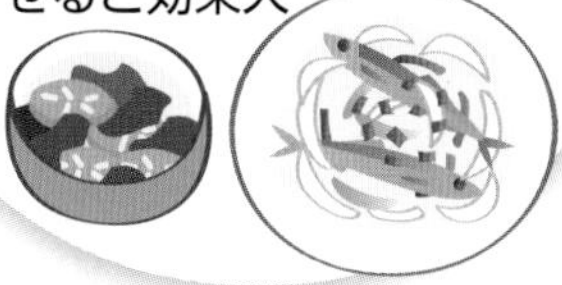

『日本食品標準成分表2015年版（七訂）』（医歯薬出版 編）を参考に算出

マグネシウム、クエン酸を適度にとる

マグネシウムとクエン酸には、尿路結石の形成を抑制する働きがあります。食生活では、マグネシウムやクエン酸を多く含む食品を適度にとることも勧められます。

マグネシウムは腸内でシュウ酸と結合し、腸管からシュウ酸が吸収されるのを抑制することで、尿中への排泄を抑えます。また、尿中においても、マグネシウムはシュウ酸と結合し、水に溶けやすいシュウ酸マグネシウムとなり、不溶性のシュウ酸カルシウムがつくられるのを阻害します。さらに、マグネシウムには、クエン酸が腎尿細管から再吸収されるのを抑え、尿中のクエン酸濃度を高める作用もあります。

マグネシウムは、未精白の穀物や海藻類、魚介類、ナッツ類などに多く含まれますが、日本人は穀物からのマグネシウム摂取量が多いとされています。主食のごはんを雑穀米や玄米にするなどして、マグネシウムを適度にとりましょう。

一方、クエン酸には、尿中でシュウ酸カルシウムやリン酸カルシウムが結晶化するのを抑制する作用があります。そのため、カルシウム結石の再発予防に高い効果が期待できます。また、尿のアルカリ化を促進し、酸性尿を改善する作用もあり、尿酸結石やシスチン結石の再発も防いでくれます。

クエン酸は、再発防止の薬物療法でも、クエン酸製剤として処方されることがありますが、日々の食事から摂取することもできます。

クエン酸を多く含む食品は、みかん、夏みかん、グレープフルーツ、レモンなどの柑橘類や、食酢、梅干しなどです。ただし、果物は過剰摂取するとシュウ酸をとり過ぎてしまうことがあるので、食べ過ぎないよう注意しましょう。また、クエン酸入りの清涼飲料水もありますが、こちらは糖分も多く含まれているので、あまり勧められません。

結石形成を抑えるマグネシウムとクエン酸

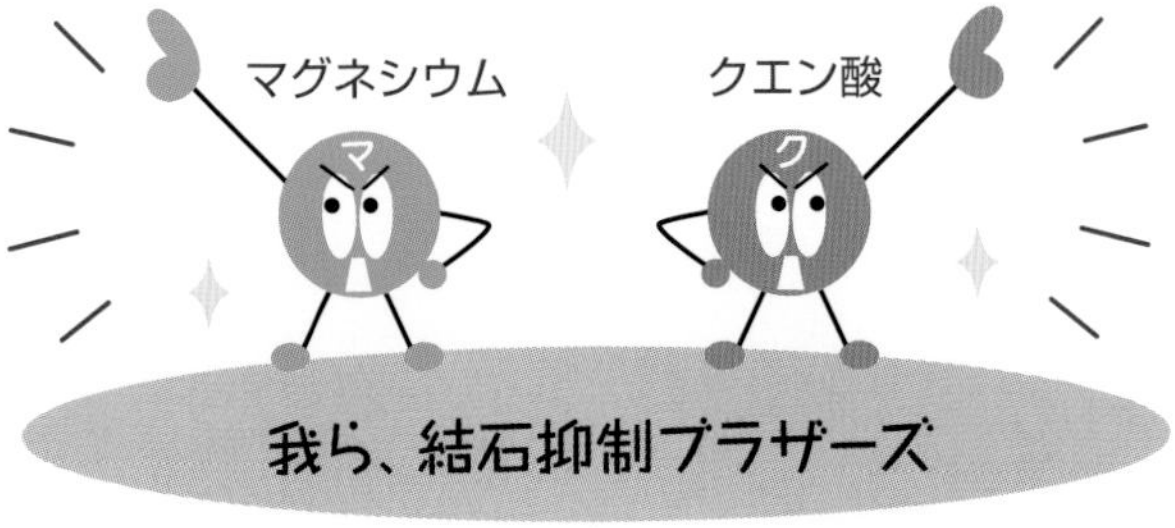
マグネシウム
クエン酸
マ
ク
我ら、結石抑制ブラザーズ

マグネシウムの役目

- シュウ酸の尿中への排泄を抑える
- シュウ酸カルシウム結石の生成を抑える
- クエン酸の尿中への排泄を促進する

マグネシウムを多く含む食品

玄米　そば　アサリ　牡蠣
緑黄色野菜　海藻類
ナッツ類

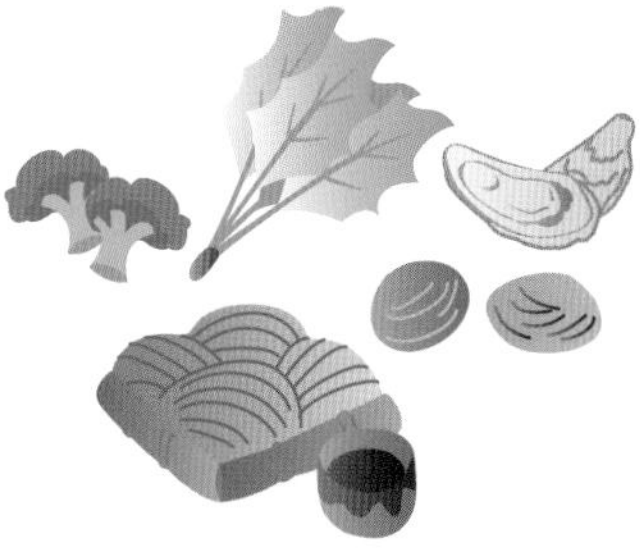

クエン酸の役目

- カルシウム結石の形成を阻害する
- 尿酸結石、シスチン結石の形成を抑制する

クエン酸を多く含む食品

果物　特に柑橘類
梅干し　食酢

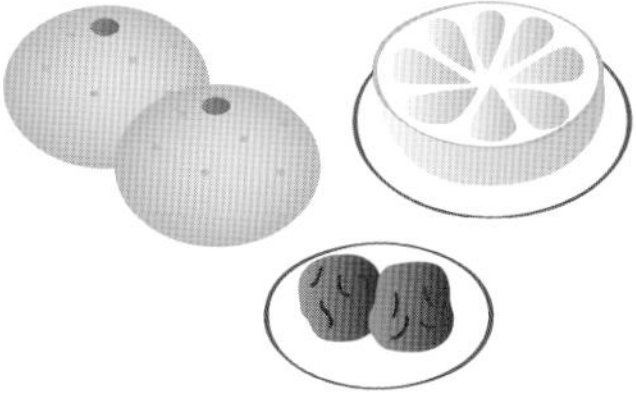

摂取に注意が必要な食品

動物性たんぱく質と動物性脂肪は控えめに

尿路結石の患者さんは、摂取に注意が必要な食品もあります。その1つが、肉や乳製品などの動物性食品です。

動物性たんぱく質をとり過ぎると、体液は酸性に傾きます。すると、カルシウム結石の形成を抑制するクエン酸は、尿細管からの再吸収が増し、尿中のクエン酸が減少します。一方、カルシウムの再吸収は抑制され、尿中のカルシウムが増加するため、カルシウム結石ができやすくなります。

さらに、動物性たんぱく質には、尿酸のもとになるプリン体が多く含まれています。プリン体は体内で代謝され、尿酸となって尿中に排泄されるのですが、尿中の尿酸濃度（基準値：7㎎／dℓ以下）が高くなり過ぎると、腎臓や尿管で結晶化しやすくなります。カルシウム結石のなかには、尿酸の結晶を核にして結石をつくるものもあります。プリン体のとり過ぎから尿酸が増え過ぎると、尿酸結石だけでなく、カルシウム結石もできやすくなってしまうのです。

動物性たんぱく質と一緒にとることの多い動物性脂肪も、結石形成に大きく関与しています。脂肪は体内で分解され、脂肪酸という物質になりますが、脂肪酸はシュウ酸と同じようにカルシウムと結合しやすい性質を持っています。動物性脂肪をとりすぎると、腸内ではシュウ酸と結合するはずのカルシウムが脂肪酸と結合してしまいます。余ったシュウ酸は腸管から吸収され、尿中でカルシウムと結合し、結石へと成長してゆくのです。

牛肉や豚肉はヒレ肉やモモ肉を、鶏肉はモモ肉よりもムネ肉やササミを、乳製品は低脂肪のものを選ぶなどして、脂肪を控えるようにしましょう。

動物性食品の"とり過ぎ"は要注意

動物性たんぱく質
のとり過ぎ

↓

血液は酸性に傾き
クエン酸が減少

動物性脂肪
のとり過ぎ

↓

シュウ酸が尿中で
増える

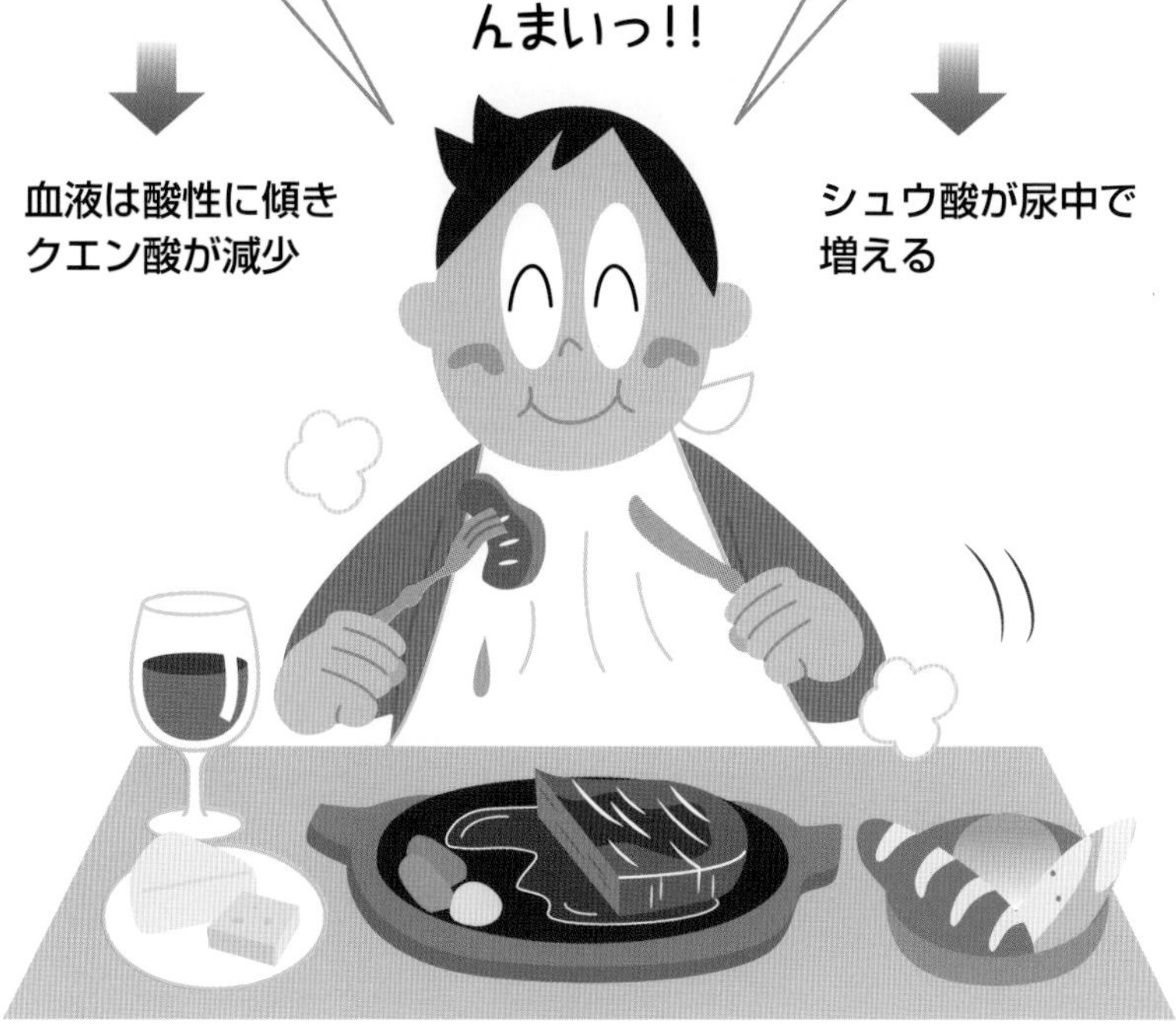

その結果
↓

カルシウム結石ができやすくなる

※脂肪は食事全体の20%～25%が望ましい。日本人の
約半数が脂肪のとり過ぎといわれている

シュウ酸を多く含む食品に要注意

シュウ酸は、結石をつくる成分としては最も強力といってもよい成分です。尿中のシュウ酸が少し増えるだけでも、結石形成に大きな影響を与えるといいます。

尿中のシュウ酸は、約半分が食事に由来するといわれています。シュウ酸はほうれん草をはじめ、タケノコ、サツマイモ、レタス、ブロッコリー、なす、ピーナッツ、チョコレートなど、多くの食材に含まれています。これらの食品は食べ過ぎないことがいちばんですが、食卓からシュウ酸を完全になくすことはできません。

シュウ酸を多く含む食品をとるときは、次のような工夫をするとよいでしょう。

シュウ酸は、水に溶けやすい性質を持っています。そのため、ほうれん草やタケノコなどは、しっかりゆでて水にさらすことで、シュウ酸を半分程度減らすことができます。

また、カルシウムを多く含む食品と組み合わせることで、シュウ酸が過剰に尿中へ排泄されるのを防ぐことができます。逆に、脂肪の多い食品と一緒にとると、尿中へ排泄されるシュウ酸が増加するので注意が必要です。

以前の食事指導では、シュウ酸をいかに減らすかという視点で指導がなされてきました。しかし、シュウ酸を減らすことだけを考えると、栄養の偏りが生じることがあります。現在は、調理法を工夫したり、適量のカルシウムを摂取することの大切さが重視されています。

また、シュウ酸はお茶や紅茶、コーヒーやココアなどの飲み物にも含まれています。とくに玉露や抹茶など、高級な濃い緑茶は要注意です。お茶を飲むならシュウ酸の少ない麦茶やほうじ茶を、コーヒーやココアは低脂肪の牛乳を入れて飲むのがおすすめです。

シュウ酸のとり過ぎには要注意！！

シュウ酸を多く含む食品

こんな食品に多く含まれている

（100g あたり）

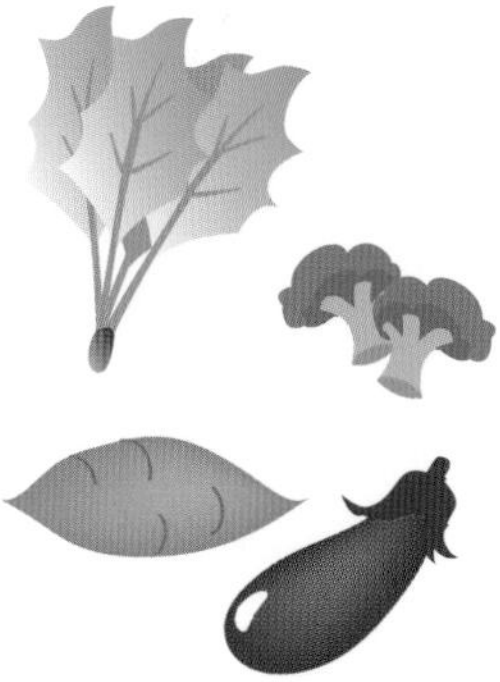

野菜

- ほうれん草 → 800㎎
- キャベツ、ブロッコリー、カリフラワー、レタス → 300㎎
- サツマイモ → 250㎎
- なす → 200㎎
- 大根、小松菜、カブ → 50㎎

お茶

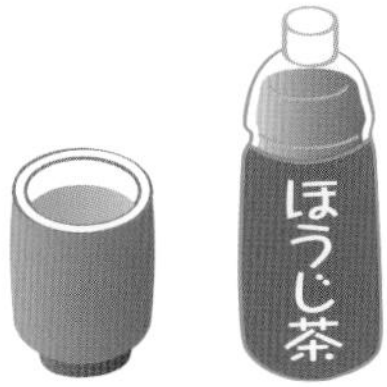

- 玉露 → 1350㎎
- 抹茶、煎茶 → 1000㎎
- 番茶 → 670㎎
- ほうじ茶 → 286㎎

『日本食品標準成分表2015年版（七訂）』（医歯薬出版 編）を参考に算出

尿中のシュウ酸を減らす調理の工夫

ゆでると
50%減

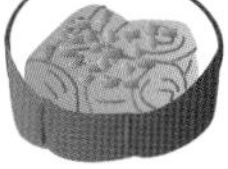

ほうれん草
はゆでてお
ひたしに

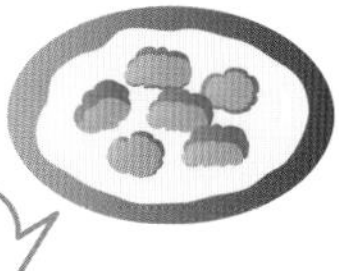

ブロッコリーは
クリーム煮に

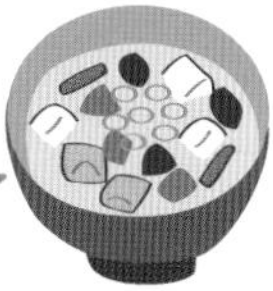

サツマイモや
なすはみそ汁に

プリン体を多く含む食品は控えめに

プリン体は、尿酸のもとになる物質です。そもそも尿酸は、はじめから尿酸というかたちで体内に存在するわけではありません。プリン体が体内で分解されて生じるのが尿酸です。

体内のプリン体には、体内でつくられるものと、食品から取り込まれるものがあります。実は、食品からとるプリン体の影響はそれほど大きくないといいます。食品から取り込まれるプリン体は、体内のプリン体全体のおよそ2割に過ぎず、多くは体内でつくられているからです。

プリン体は私たちが普段食べている食品のほとんどに含まれています。プリン体を意識し過ぎて必要な栄養素が不足しないよう、バランスよく食べることが大切です。ただし、とくに尿酸値が高い人は、プリン体の過剰摂取には注意が必要です。

食品100g中に200㎎以上のプリン体を含む食品を高プリン食といいます。具体的には、レバーやカツオ、マイワシなどが高プリン食になります。高プリン食を毎日大量に食べていると、さすがに尿酸値に影響してきます。高尿酸血症など、尿酸代謝異常のある人は、プリン体として1日400㎎を超えないように注意してください。

アルコールに含まれるプリン体については、プリン体の多いビールが痛風の元凶のようにいわれることがあります。たしかにビールは、アルコールのなかでもプリン体が多いのは事実です。ただ、そのように言うと、プリン体の少ない焼酎などであれば、いくら飲んでも大丈夫だと誤解される人が少なくありません。しかし、これは大きな間違いです。

アルコールには体内での尿酸の生成を促進するとともに、尿酸の排泄を低下させる作用があります。アルコールそのものに尿酸値を上昇させる要因が多数あるのです。アルコールは種類によらず、飲みすぎないよう注意しましょう。

尿酸のもとになる「プリン体」

プリン体は代謝されると「尿酸」となり、とり過ぎると結石再発の原因に

◇ 主な食品 100g 中のプリン体含有量 ◇

極めて多い 300㎎ 以上	鶏レバー、マイワシ干物、 鰹節、煮干、干し椎茸、 アンコウ肝酒蒸し 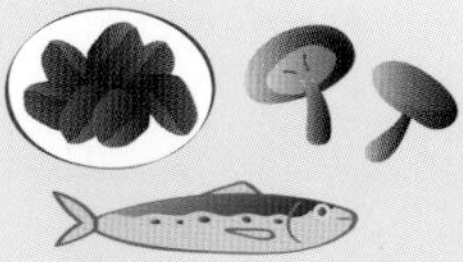
多い 200～ 300㎎	豚レバー、牛レバー、 カツオ、マイワシ、 マアジ干物、サンマ干物、 大正エビ 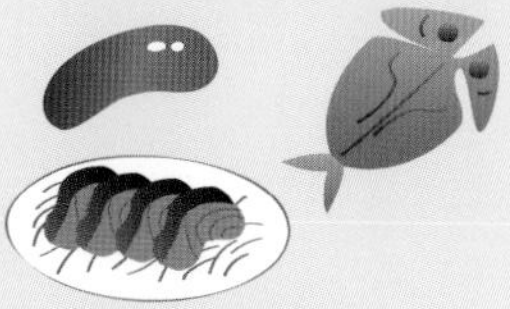
少ない 50～ 100㎎	ウナギ、ワカサギ、豚ロース・バラ、 牛肩ロース・バラ、牛タン、 ボンレスハム、ベーコン、 ほうれんそう、カリフラワー 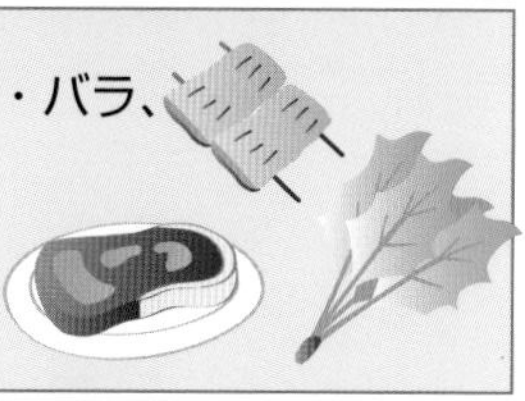
極めて少ない 50㎎ 以下	コンビーフ、魚肉ソーセージ、かまぼこ、焼ちくわ、数の子、筋子、ウインナーソーセージ、豆腐、牛乳、チーズ、バター、鶏卵、とうもろこし、じゃがいも、さつまいも、米飯、パン、うどん、果物、キャベツ、トマト、にんじん、大根、白菜、ひじき、わかめ、こんぶ 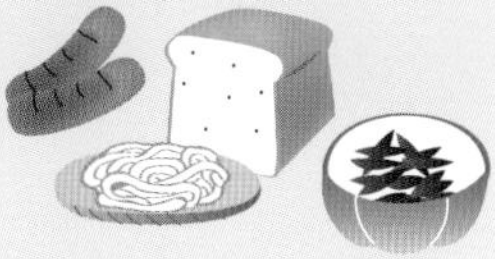

「高尿酸血症・痛風の治療ガイドライン　第３版」（日本痛風・核酸代謝学会・治療ガイドライン作成委員会編）を参考に作成

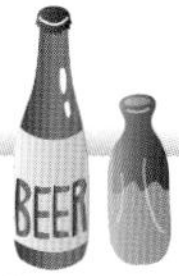

アルコールの
とり過ぎに要注意!!

アルコールの適量

- ●ビール ……………… 中びん１本（500㎖）
- ●ワイン ……………… グラス２杯（200㎖）
- ●日本酒 ……………… １合（180㎖）
- ●ウイスキー ………… ダブル１杯（60㎖）

塩分や糖分も控えめにする

塩分や糖分の過剰摂取は、高カルシウム尿を引き起こし、シュウ酸カルシウム結石のリスクを高めることがわかっています。

塩分を多くとると、カルシウムの尿細管からの再吸収が抑制され、尿中へのカルシウム排泄量が増加します。さらに、塩分には尿中のクエン酸量を減少させる作用もあり、いっそう結石ができやすくなるのです。

日本人の1日あたりの平均塩分摂取量は、男性11g、女性9・3gと、塩分をとり過ぎる傾向にあります。1日あたりの目標摂取量は、男性7・5g未満、女性6・5g未満ですから、かなり意識して減塩しなければ目標値には達しません。できるだけ塩分を控え、薄味に慣れるようにしましょう。

また、砂糖もとり過ぎると、尿中へのカルシウムの排泄が増えることがわかっています。菓子類や清涼飲料水、炭酸飲料、果実飲料など、甘いものはできるだけ控えるべきなのですが、これらの甘いものには、甘味成分として「果糖*」も多く使われています。実は、この果糖が尿路結石形成に多大な影響を与えていることがわかってきました。

糖類には、1つの分子からなる単糖類と、2つの単糖類からなる二糖類があり、単糖類の代表はブドウ糖や果糖です。砂糖は二糖類で、ブドウ糖と果糖からなります。

果糖をとり過ぎると、尿中へのカルシウム、シュウ酸、尿酸の排泄が増加します。さらに、尿が酸性に傾くため、結石のリスクは非常に高まります。また、果糖はブドウ糖のように、すぐにはエネルギー源として使われず、中性脂肪の合成を促すため、肥満やメタボリックシンドロームのリスクを高めることも指摘されています。菓子類や甘い飲み物には、果糖が大量に含まれていることが多いので注意しましょう。

用語解説　果糖　単糖類の1つ。ハチミツや木に実る果実、ベリー類、メロンなどに多く含まれている。

塩分と糖分をとり過ぎない工夫

塩分

5つの調理法で塩分を減らす

1 薬味や香辛料を効かせる

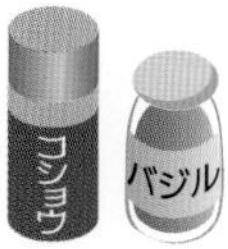

2 塩味よりも酸味を効かせる

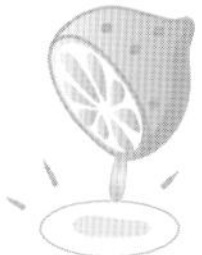

3 しっかり味つけしたものは1品にして、その他の料理は無塩、またはうす味にする。食材本来の味と香りを楽しむ

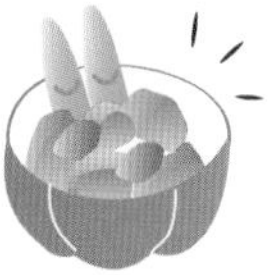

4 大葉やセロリなどの香味野菜、ゴマやクルミなどの種実類でコクと風味をアップ

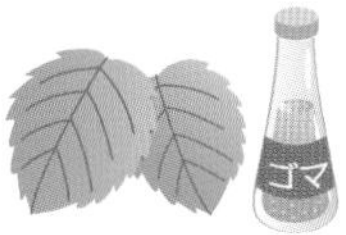

5 だしのうま味を上手に利用する

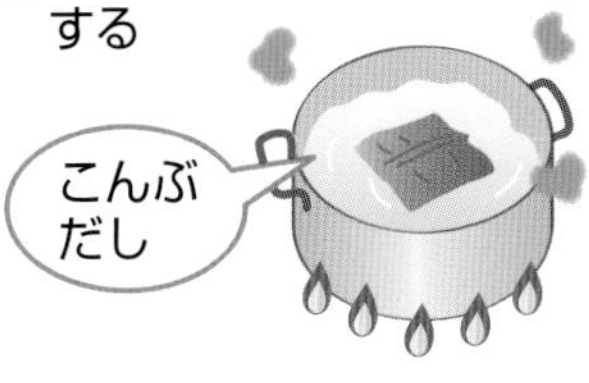
こんぶだし

糖分

原材料表示で糖分を確認

●名称　炭酸飲料●原材料名　砂糖類（果糖ブドウ糖液糖、砂糖）、香料、酸味料●内容量　350mℓ
●賞味期限　缶底に記載●保存方法　高温、直射日光をさけ保存してください。

- 「砂糖」=ブドウ糖+果糖
- 「ブドウ糖果糖液糖」=果糖の割合が50%未満
- 「果糖ブドウ糖液糖」=果糖の割合が50%以上90%未満

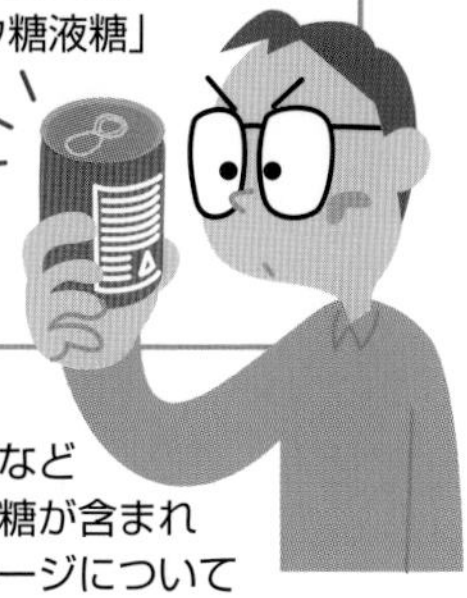

飲料水やお菓子などには、多くの果糖が含まれている。パッケージについている原材料の表示で確認しよう

果糖を多く含む食品

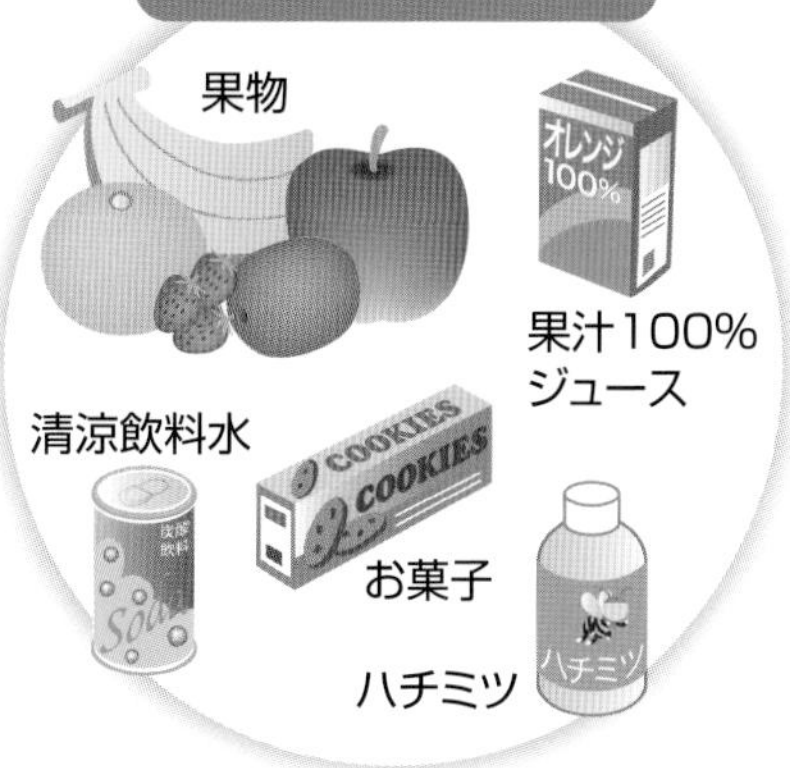
果物
オレンジ 100%
果汁100%ジュース
清涼飲料水
COOKIES
お菓子
ハチミツ

運動習慣を身につけよう

適度な運動は自然排石を促す

尿路結石の再発防止には、適度な運動を習慣として行うことも重要です。

寝たきりの人や運動不足の人は、尿路結石になりやすいとされています。なぜなら、運動量が少ないと骨からカルシウムが溶け出し、尿中に排泄されるカルシウムが増えてしまうからです。結果、カルシウム結石ができやすくなります。

これは、骨密度の高い健康な人にも起こりうることです。例えば、宇宙飛行士が宇宙へ行くと、骨にまったく負荷のかからない無重力状態で一定期間を過ごすことになります。実際に地球に帰還したあとの健康診断では、骨量が低下し、尿中へカルシウムが多量に排泄されていたそうです。同じように、健康で活動的な若い人が、病気やケガなどでしばらく動けなくなると、突然、尿路結石を発症することがあるのです。

適度な運動は、カルシウムを骨に沈着させて丈夫にするとともに、尿路結石の再発を防ぐ効果が認められています。

また、運動をすると、腎盂や腎杯の尿のなかに砂状の結石が沈殿するのを防ぎ、自然排石を促す効果も期待できます。

排石を促す効果の高い運動としては、縄跳びや階段昇降など、結石の下降をもたらす重力運動がすすめられます。保存療法やESWLの治療後などで、自然排石を待っている場合は、積極的に縄跳びや階段昇降を行うとよいでしょう。これらの運動は、水分をたっぷりとったあとに行うとより効果的です。

そして運動にはもう1つ、再発防止につながる効果があります。

運動と結石の関係は？

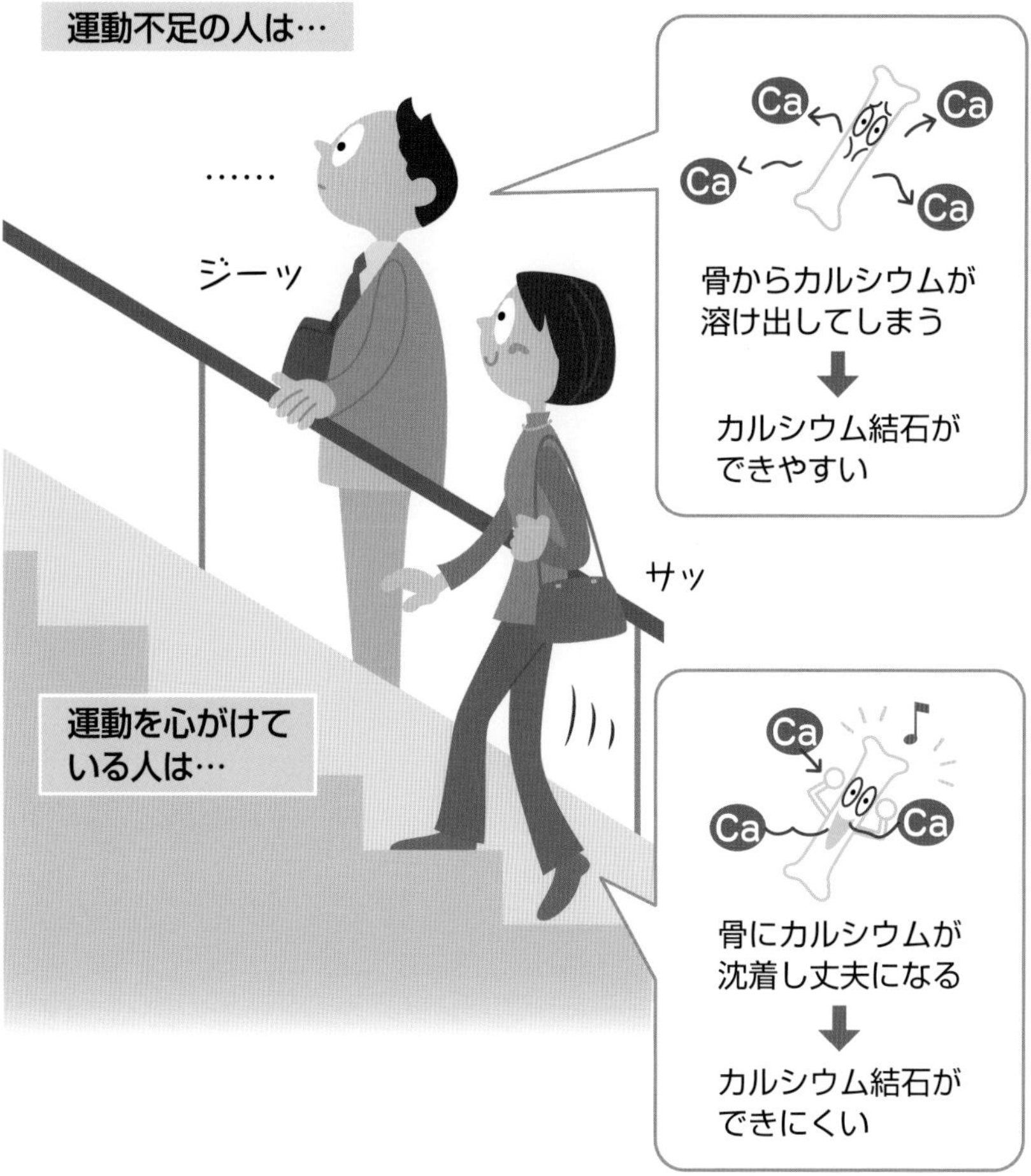

さらに運動すると

腎盂や腎杯の尿の中に砂状の結石が沈殿するのを防ぎ、自然排石を促す効果も！！

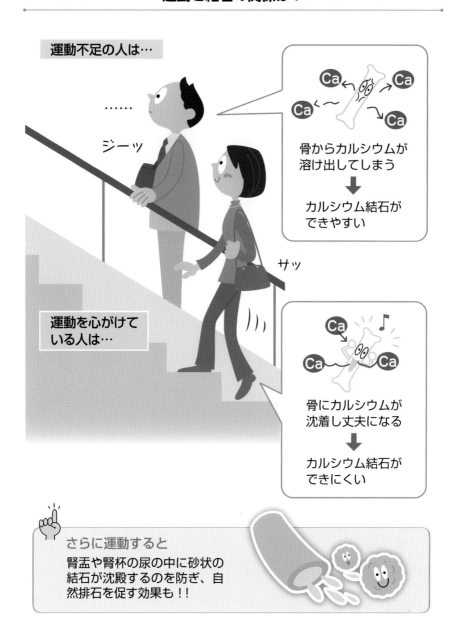

ウォーキングとストレッチのすすめ

運動のもう1つの効果とは、尿路結石の大きなリスクである肥満やメタボリックシンドロームの予防・改善効果です。

適度な運動には、余分な体脂肪を減らすだけでなく、インスリン抵抗性を改善する効果や、血管を柔軟にして血流を促す効果、善玉コレステロールを増やす効果などがあり、糖尿病や高血圧、脂質異常症など生活習慣病全般の予防に効果があります。これらの生活習慣病を多く併せ持っている人ほど、尿路結石の再発リスクは高くなるので、積極的に運動することが重要なのです。

そこで、おすすめなのが「ウォーキング」です。運動には、大きく分けて「有酸素運動」と「無酸素運動」があります。有酸素運動とは、酸素をたくさんとり込みながら、ある程度継続して行う運動をいいます。一方、無酸素運動とは、重量挙げや短距離走など、瞬発力を必要とする運動をいいます。生活習慣病予防に適しているのは有酸素運動で、その代表ともいえるのがウォーキングです。

ウォーキングは時と場所を選ばず、相手や道具も必要としません。また、自分のペースで行うことができるため、高齢者や体力に自信のない人も無理なく気軽に挑戦できます。ウォーキングは楽に会話をしながら歩けるくらいの強度で、まずは1日30分程度からはじめてみるとよいでしょう。慣れてきたら徐々に時間を長くして、できれば毎日、最低でも週3〜4回は運動する習慣を持ちたいものです。なお、運動の前後や運動中は、こまめに水分を補給するようにしてください。

また、自宅で行う軽いストレッチや体操もおすすめです。ストレッチや体操は、あえて運動する時間をつくらなくてもテレビを見ながらでも行うことができるので、すき間時間を見つけて、日々の日課として行いましょう。

運動で結石再発を予防しよう

ウォーキング

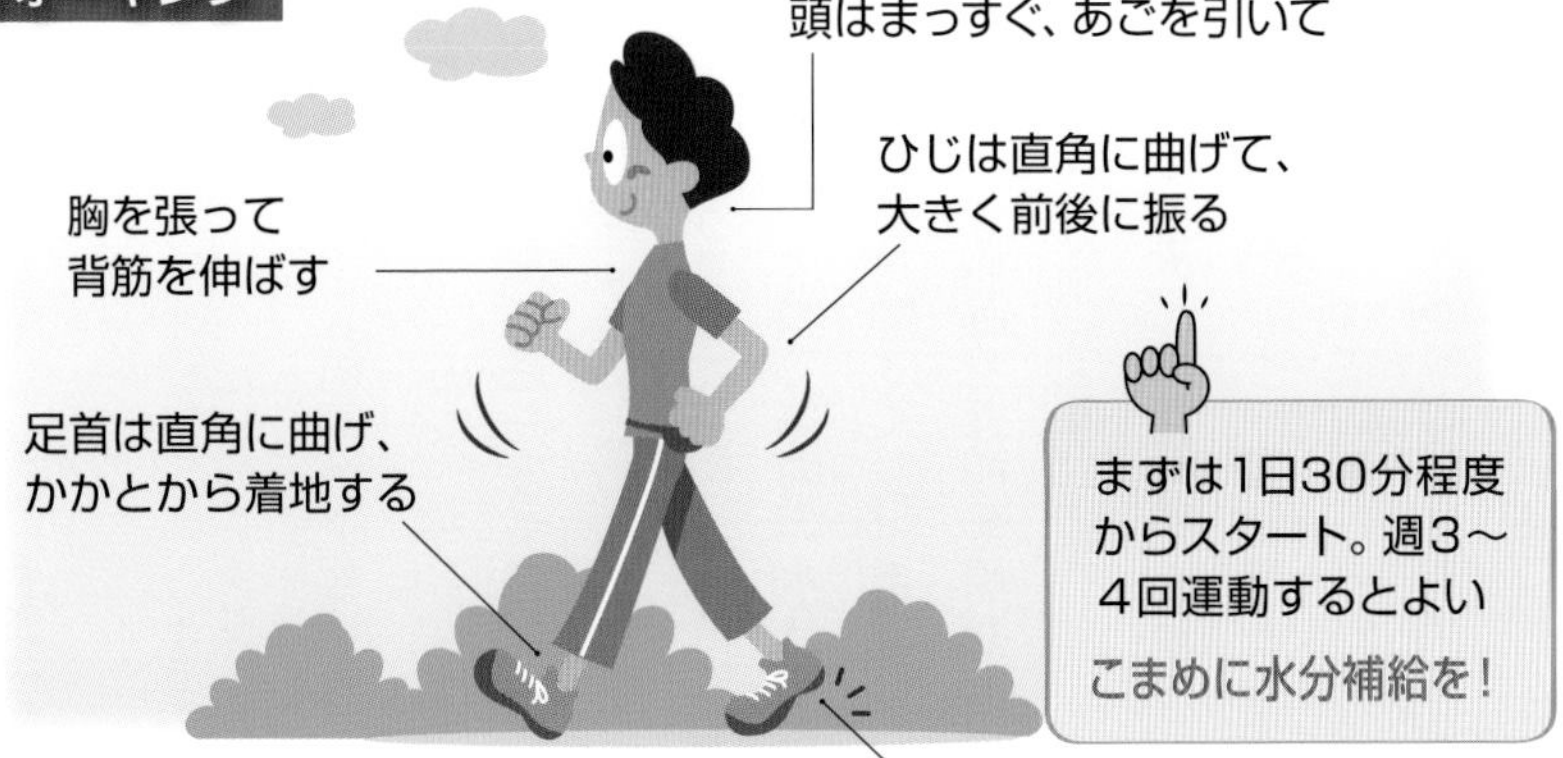
頭はまっすぐ、あごを引いて
ひじは直角に曲げて、
大きく前後に振る
胸を張って
背筋を伸ばす
足首は直角に曲げ、
かかとから着地する
まずは1日30分程度
からスタート。週3～
4回運動するとよい
こまめに水分補給を！
後ろ足はひざを伸ばし、地面を強く蹴る

ストレッチ

壁押し体操

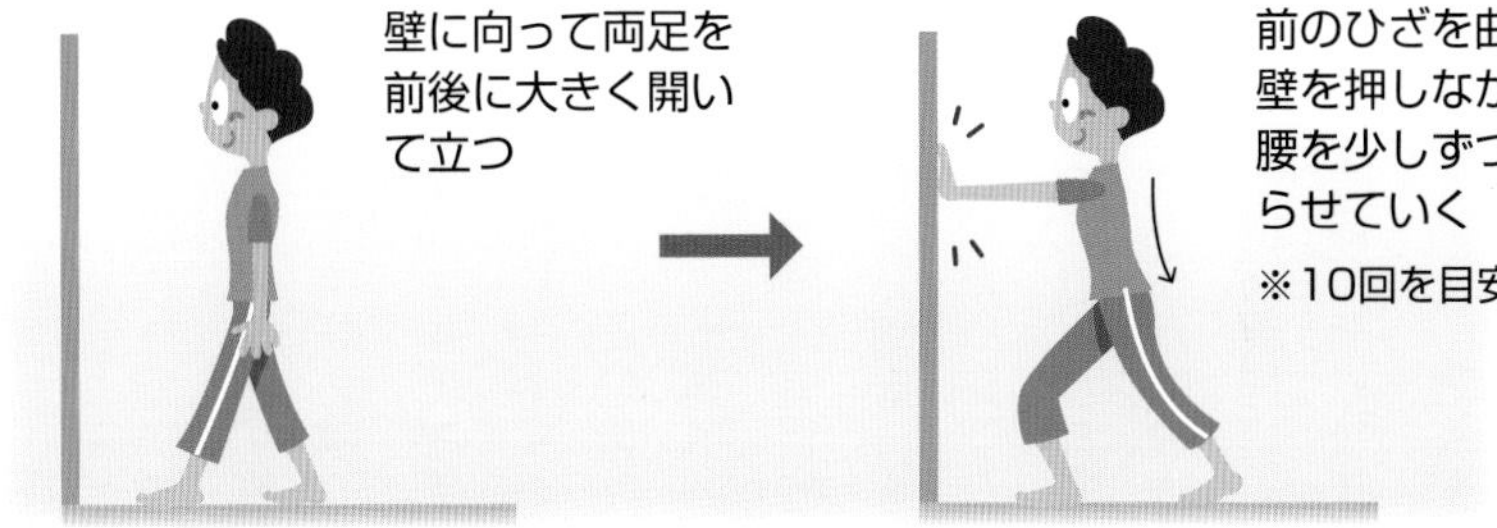

いすに座って行う体操

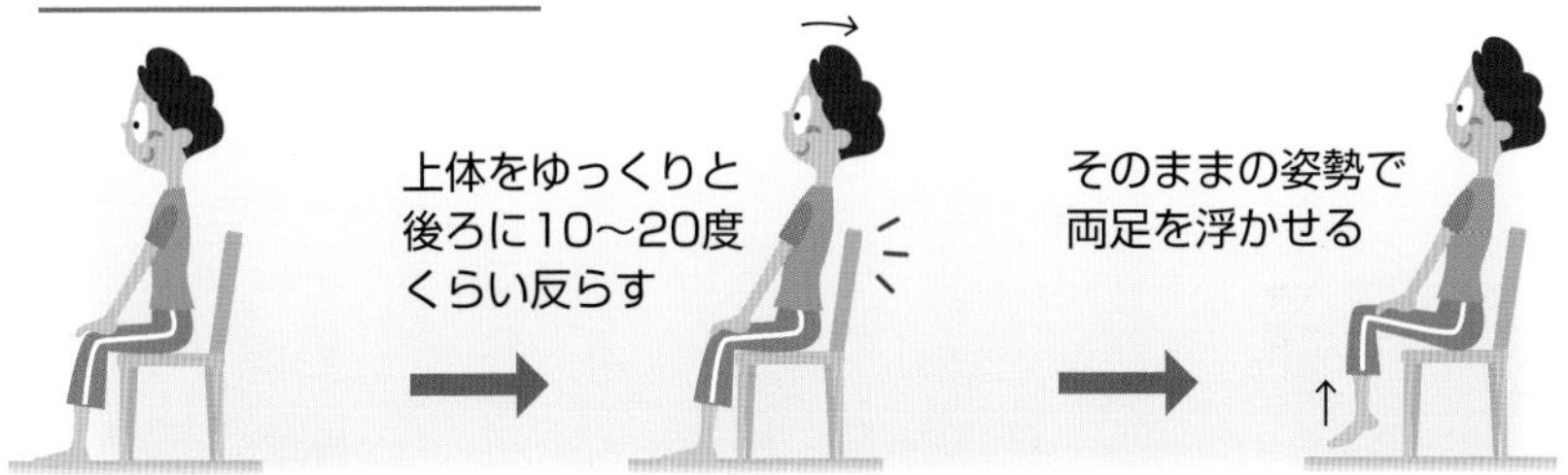
上体をゆっくりと
後ろに10～20度
くらい反らす
そのままの姿勢で
両足を浮かせる
いすに浅く腰かけ
て、背筋を伸ばす
背もたれに背中が
つく寸前で止める
そのまま数秒
キープ
※5～10回を目安に

生活上のその他の注意

夏場の多汗に注意する

夏場に注意が必要な病気は少なくありません。例えば、心筋梗塞や脳卒中は、寒い冬に多いと思われがちですが、実は夏に最も多く発症しています。また、痛風発作も夏に多いといわれます。

これらに共通する原因は、発汗による脱水です。暑い夏は、発汗によって体内の水分が奪われることで、血液が濃縮されやすくなります。心筋梗塞や脳卒中では血栓が、痛風では尿酸値が上昇し、尿酸結晶ができやすくなるのです。

同じような理由で、尿路結石も夏場に発症しやすいことがわかっています。尿路結石の場合は、多量に汗をかくことによって尿量が減り、尿が濃縮されるため、結石ができやすくなります。

尿路結石が夏に多発していることは、各国の調査でも報告されています。米国の調査によると、外気温の上昇は結石の疝痛発作と関係し、高齢の男性はとくに注意が必要であるとされています。また、台湾の調査では、結石の疝痛発作は性別、年齢に関わらず、7～9月に多く、10月には明らかに減少すると報告されています。

さらに、米国ボストンのグループは、外気温、湿度と25時間尿分析の結果を解析したところ、尿中のカルシウム濃度は外気温に比例して上昇すること、シュウ酸カルシウムとリン酸カルシウムの過飽和*が起こること、また尿中ナトリウムの排泄が減ることなどが明らかになったとしています。

夏場は、普段にも増して意識して水分を多く摂取する必要があります。こまめに水分をとるようにしてください。とくに高齢者は、気づかぬうちに脱水に陥ってしまうこともあるので注意が必要です。

用語解説　過飽和　溶液中に物質が、これ以上必要としないぎりぎり一杯の飽和状態よりも多く含まれている状態。

発汗量が多くなると尿が濃くなり結石ができやすい

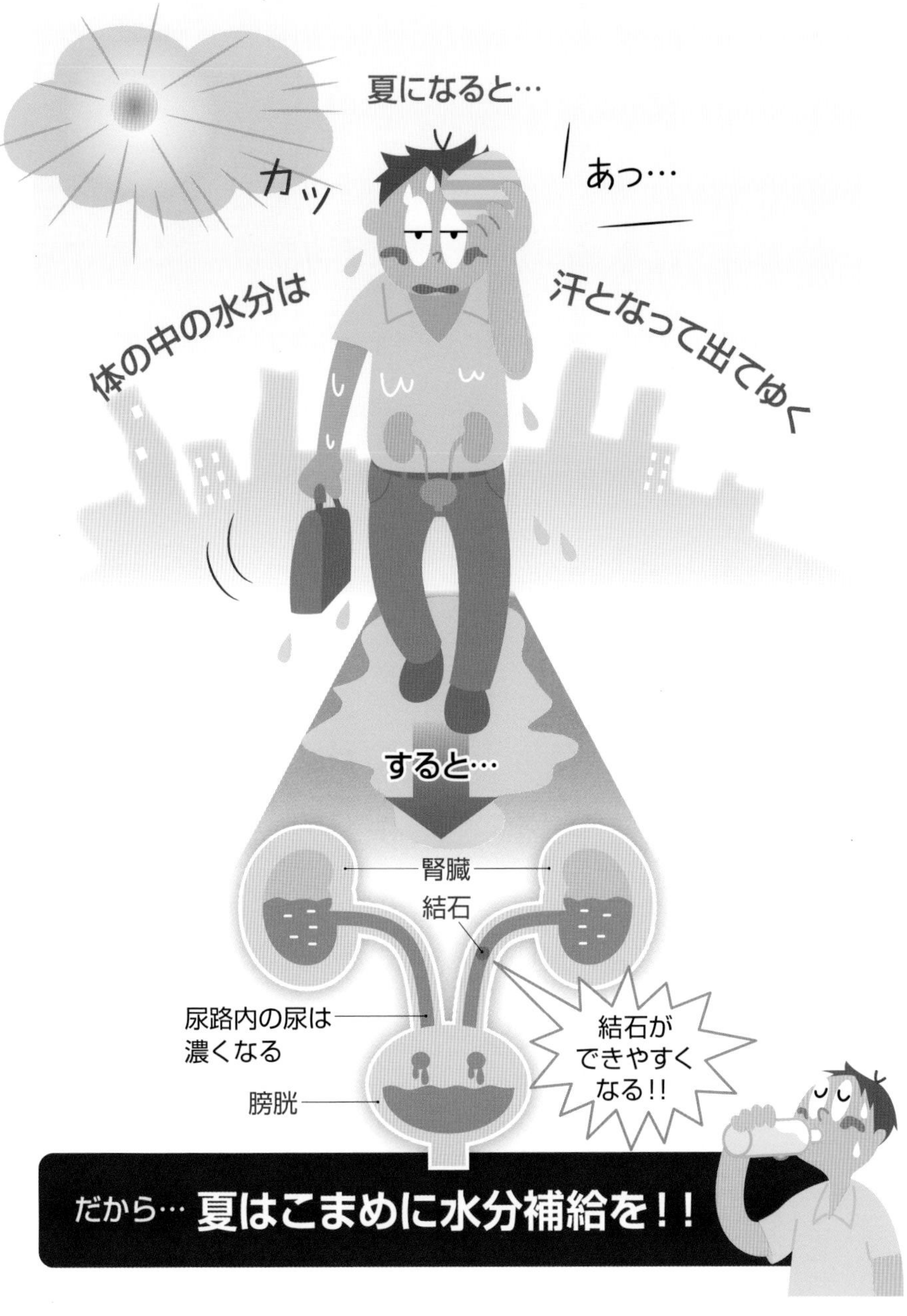

病気を克服して明るい毎日を

きちんと治療して、穏やかな日々を過ごそう

尿路結石の疝痛発作を経験した人は、「二度とあのような経験はしたくない」と思うことでしょう。しかし、疝痛発作が治まり、結石が排石されると、「病気は完全に治ってしまった」と油断される方も多いようです。

たしかに体内から結石がなくなれば、疝痛発作を起こすことはありません。しかし、結石ができやすい体質は、そう簡単に改善されるものではありませんし、結石ができやすい生活習慣を改善しなければ、非常に高い確率で再発してしまうことでしょう。

幸いなことに、尿路結石の再発防止には打つ手があります。結石の成分によっては、結石をできにくくする薬物療法が有効な場合もあります。尿路結石の大半を占めるカルシウム結石も、積極的な水分摂取や食事療法、運動療法が有効であることがわかっています。

多くの生活習慣病がそうであるように、尿路結石もまた、生涯、定期的な通院を欠かさず、自分自身で生活習慣を管理しながら、経過をみていくことが必要な病気です。〝生涯〟などと言うと、絶望的な気持ちになるかもしれませんが、再発を防止する生活習慣が身についてくれれば、それが自分のライフスタイルになります。そして、そのライフスタイルは尿路結石だけでなく、あらゆる生活習慣病の予防・改善にも役立つことでしょう。

〝一病息災〟という言葉がありますが、まさに尿路結石が当てはまります。尿路結石は、きちんと管理していけば恐れるものではありません。過度なストレスを避け、病気と上手につき合いながら、生き生きと楽しい人生にしてください。

【は行】

【ま行】

【や行】

【ら行】

参考文献

- 「尿路結石症診療ガイドライン 第2版　2013 年版」（金原出版）
  【編】日本泌尿器科学会・日本泌尿器内視鏡学会・日本尿路結石症学会
- 「図説　新しい尿路結石症の診断・治療」（メジカルビュー社）
  【編】伊藤晴夫・正井基之・赤倉功一郎
- 「図解　尿路結石症を治す」（法研）
  【著】伊藤晴夫
- 「スーパー図解　尿路結石症」（法研）
  【監修】坂本善郎
- 「ウルトラ図解　高尿酸血症・痛風」（法研）
  【監修】細谷龍男

【た行】

【な行】

索引

■監修
松崎 純一（まつざき・じゅんいち）
大口東総合病院泌尿器科部長
1989年横浜市立大学卒業。1995年～1998年横須賀共済病院。1998年～2000年神奈川県立がんセンター。2000年～2002年藤沢市民病院。2002年大口東総合病院泌尿器科部長（現職）。日本泌尿器科学会専門医、指導医。日本尿路結石症学会評議員、日本泌尿器内視鏡学会評議員、尿路ステント部会委員、上部尿路結石内視鏡治療標準化委員、尿路結石症診療ガイドライン第2版作成委員など。尿路結石の研究・治療のエキスパート。

ウルトラ図解 尿路結石症

令和2年9月18日 第1刷発行
令和6年9月26日 第2刷発行

監修者 松崎純一
発行者 東島俊一
発行所 株式会社 法研
〒104-8104 東京都中央区銀座1-10-1
電話 03(3562)3611（代表）
http://www.sociohealth.co.jp
印刷・製本 研友社印刷株式会社

0103

ISBN978-4-86513-613-5 C0377 定価はカバーに表示してあります。